Teismann • Friedrich

Therapie-Tools
Suizidalität und Krisenintervention

AF833722

Online-Material auf psychotherapie.tools

Mit dem untenstehenden Freischalt-Code erhalten Sie die digitalen Arbeitsmaterialien aus diesem Buch. Hierfür ist eine Registrierung auf psychotherapie.tools notwendig:

1. psychotherapie.tools/online-material öffnen.
2. Freischalt-Code eingeben.
3. Auf »Freischalt-Code einlösen« klicken. Der Code ist einmal gültig.
4. Im Warenkorb auf »Credits einlösen« klicken und Vorgang nach Login abschließen.
5. Arbeitsmaterialien nutzen.

Die Arbeitsmaterialien stehen Ihnen in Ihrem Kundenkonto unter »Mein Material« dauerhaft zur Verfügung. Sie sind für Ihren persönlichen Gebrauch bestimmt.
Als Institution mit mehreren Nutzer:innen wenden Sie sich bitte an vertrieb-psychotherapie.tools@beltz.de

Download-Code

32DL3M5L6M

Tobias Teismann • Sören Friedrich

Therapie-Tools Suizidalität und Krisenintervention

Mit Online-Material

2. Auflage

BELTZ

PD Dr. Tobias Teismann
Ruhr-Universität Bochum
Fakultät für Psychologie
Massenbergstr. 9–13
44787 Bochum

Sören Friedrich, M.A.
Ruhr-Universität Bochum
Fakultät für Psychologie
Massenbergstr. 9–13
44787 Bochum

MIX
Papier | Fördert gute Waldnutzung
FSC® C089473

Dieses Buch ist erhältlich als:
ISBN 978-3-621-29190-3 Print
ISBN 978-3-621-29191-0 (PDF)

2. Auflage 2024

Lektorat: Andrea Glomb
Umschlagbild: Lina Marie Oberdorfer

Herstellung und Satz: Lelia Rehm
Gesamtherstellung: Beltz Grafische Betriebe, Bad Langensalza
Printed in Germany

Weitere Informationen zu unseren Autor_innen und Titeln finden Sie unter: www.beltz.de

Inhalt

Verzeichnis der Arbeits- und Informationsblätter

Vorwort

Im Jahr 2019 starben in der Bundesrepublik Deutschland 9.041 Menschen durch einen Suizid, und zwar 7.274 Männer und 2.464 Frauen (Statistisches Bundesamt, 2021); die Lebenszeitprävalenz von Suizidversuchen liegt hierzulande bei 1,7 Prozent (Nock et al., 2012) und ernsthafte Suizidgedanken während der vergangenen zwei Wochen berichteten 8 Prozent der deutschen Erwachsenen (Forkmann et al., 2012). Ein großer Teil der deutschen Bevölkerung ist somit unmittelbar selbst von suizidalem Erleben und Verhalten betroffen oder steht in Kontakt zu Personen, die hierunter leiden (s. a. Cerel et al., 2019). Die stark divergierenden Prävalenzangaben von Suizidgedanken, Suizidversuchen und vollendeten Suiziden machen jedoch deutlich, dass die wenigsten Personen, die einen Suizid erwägen, tatsächlich einen solchen versuchen bzw. vollziehen. Dies gilt auch für klinische Stichproben, in denen sich deutlich höhere Prävalenzraten von Suizidgedanken und Suizidhandlungen finden (Bernal et al., 2007). Psychotherapeut*innen, Psychiater*innen und psychiatrische Pflegekräfte treten entsprechend am häufigsten in Kontakt mit suizidalen Personen. Studien zufolge erleben 20 bis 30 Prozent der Psycholog*innen und ca. 50 Prozent der Psychiater*innen den Suizid mindestens eine*r ihrer Patient*innen (Chemtob et al., 1988a, b).

Das empathische Verstehen der Innenwelt einer suizidalen Person, die Beurteilung des aktuellen Suizidrisikos und die Behandlung suizidalen Erlebens und Verhaltens gehören sicher zu den schwersten und gleichzeitig verantwortungsvollsten Aufgaben und Herausforderungen für professionelle Helfer*innen. Mit dem Ziel, diese Arbeit zu erleichtern und zu unterstützen, stellt das vorliegende Buch Materialien zur diagnostischen und therapeutischen Arbeit im Umgang mit Selbsttötungsabsichten bereit. Alle Materialien sind auf die Arbeit mit erwachsenen Patient*innen ausgerichtet. In einem gesonderten Therapie-Tools-Buch wurden Materialien für die Arbeit mit suizidalen Kindern und Jugendlichen zusammengestellt (Friedrich & Teismann, 2022). Grundsätzlich setzt die Nutzung der hier zusammengestellten Therapiematerialien sowohl kognitiv-verhaltenstherapeutische Grundkenntnisse als auch eine vorangegangene Schulung im Umgang mit suizidalen Patient*innen voraus. Neben der Lektüre einschlägiger Bücher bzw. Lehrfilme (Bryan & Rudd, 2018; Dorrmann, 2018; Freedenthal, 2017; Teismann & Dorrman, 2015, 2021; Teismann & Gysin-Maillart, 2019; Teismann et al., 2016c; 2021a) sollten unbedingt auch Praxisseminare zum Thema besucht worden sein.

Sie finden auf den folgenden Seiten Arbeitsmaterialien zu den Themen Beziehungsgestaltung, Risikoabschätzung, Krisenintervention und Psychotherapie suizidaler Patient*innen. Zu jedem Thema wird zunächst eine kurze Einführung gegeben, die den Umgang mit den dann folgenden Tools erläutern soll. Es folgen Informationsblätter (INFO), die entweder Sie oder Ihre Patient*innen dabei unterstützen sollen, in aller Kürze und verdichtet, wichtige Informationen zu den jeweiligen Themen aufzunehmen. Arbeitsblätter (AB) können entweder in der Therapie genutzt oder den Patient*innen mitgegeben werden. Verschiedene Arbeitsblätter sind für Ihre Vor- und Nachbereitung einer Sitzung gedacht.

Teilen Sie bitte nie Informations- oder Arbeitsblätter an die Patient*innen aus, die Sie nicht vorher selbst gelesen haben, und besprechen Sie alle ausgegebenen Materialien im Anschluss mit Ihren Patient*innen. Nutzen Sie sämtliche Materialien stets unter aufmerksamer Betrachtung der Aufnahmebereitschaft Ihrer Patient*innen. Manche Patient*innen finden »vorgefertigte« Arbeitsblätter ihrer Krisensituation nicht angemessen (orientieren Sie sich in solchen Fällen an den Vordrucken, aber fertigen Sie individuelle Materialien an), andere profitieren hingegen gerade in der Krisensituation von viel Struktur.

Der Umgang mit suizidalen Patient*innen gründet auf einer individuellen Fallkonzeption und folgt keinem strikten Manual. In diesem Sinne können die Arbeitsblätter nicht sukzessive durchgearbeitet werden, vielmehr müssen Sie eine Auswahl solcher Arbeits- und Infoblätter treffen, die im individuellen Fall passend sind. Dies gilt umso mehr, da die hier getroffene Untergliederung in Risikoabschätzung,

Krisenintervention und Psychotherapie nur heuristisch zu verstehen und keineswegs trennscharf ist: Die Risikoabschätzung ist integraler Teil der Krisenintervention und die Krisenintervention ist Teil der Psychotherapie. In diesem Sinne lassen sich diverse Materialien, die im Abschnitt zur Psychotherapie platziert sind, auch im Rahmen der Krisenintervention nutzen und andersherum.

Damit Sie die Arbeits- und Informationsblätterblätter gut zuordnen können, sind alle mit verschiedenen Icons ausgestattet. Daran ist ersichtlich, für wen das Blatt bestimmt ist und wie die Handhabung erfolgen sollte. Folgende Icons werden Ihnen begegnen:

T **Therapeut*in:** Dieses Icon kennzeichnet Arbeits- und Informationsblätter, die nur für die Therapeut*innen selbst gedacht sind.

P **Patient*in:** Mit diesem Icon gekennzeichnete Arbeits- und Informationsblätter werden den Patient*innen zur Bearbeitung ausgehändigt.

T P **Therapeut*in und Patient*in:** Mit diesem Icon gekennzeichnete Arbeitsblätter werden von Therapeut*innen und Patient*innen gemeinsam in einer Sitzung bearbeitet.

Ran an den Stift: Dieses Icon fordert dazu auf, einen Stift zur Hand zu nehmen und Antworten und Überlegungen direkt auf dem Arbeitsblatt oder auch separat zu notieren.

Input für den Kopf: Auf diese Weise markierte Abschnitte beinhalten Hintergrundinformationen für eine vertiefte Auseinandersetzung mit den Inhalten der Therapie.

Hier passiert etwas: An dieser Stelle werden Handlungsanweisungen für Therapeut*innen oder Patient*innen gegeben.

Wie sag ich's? Dieses Icon kennzeichnet Beispiele in wörtlicher Rede als Beispielformulierungen für Therapeut*innen.

Wir hoffen, dass Ihnen die bereitgestellten Materialien bei der Arbeit mit suizidalen Patient*innen helfen.

Bochum und Dortmund, im Mai 2021

Tobias Teismann
Sören Friedrich

1 Einstellungen und Ängste in Bezug auf suizidale Patient*innen

Zusammenfassung

In diesem Kapitel geht es darum, die eigene Haltung zu Suiziden sowie den persönlichen Umgang mit Krisen und Ängsten zu reflektieren. Ergänzend werden Definitionen suizidaler Verhaltensweisen aufgeführt.

Typische Ängste im Umgang mit suizidalen Patient*innen beziehen sich auf die Angst vor Schuldgefühlen oder Selbstvorwürfen, Angst vor Fehleinschätzungen, Angst vor juristischen Konsequenzen sowie Angst vor Vorwürfen durch andere (Angehörige der Patient*innen/Kolleg*innen; Conrad et al., 2021). Nun müssen entsprechende Ängste nicht zwangsläufig ungünstig sein; problematisch wird es dann, wenn uneingestandene Befürchtungen dazu beitragen, dass das Thema Suizidalität im Patientenkontakt vermieden wird bzw. eine unvollständige Risikoabschätzung und/oder unzureichende Implementierung von Therapiemethoden und Schutzmaßnahmen durch entsprechende Befürchtungen begünstigt werden. Vor diesem Hintergrund sollten sich Therapeut*innen ihrer Einstellung zu suizidalen Patient*innen, negativer Gegenübertragungsreaktionen und ihrer Ängste bewusst sein. So kann einem unkritischen Reagieren auf suizidale Patient*innen zuvorgekommen und Schwierigkeiten durch Infragestellung und Problemlösen – im Rahmen von Supervision/Intervision – vorab begegnet werden. Grundsätzlich geht ein häufigerer Umgang mit suizidalen Patient*innen mit reduzierten Ängsten einher (Conrad et al., 2021; Dorrmann, 2018).

Vor dem Hintergrund, dass bei der Klassifikation suizidaler Erlebens- und Verhaltensweisen eine erhebliche Uneinigkeit sowohl zwischen Klinikern (Cwik & Teismann, 2017) als auch verschiedenen Arten der Erfassung von Suizidhandlungen (Hom et al., 2019) besteht, werden ergänzend Definitionen verschiedener Arten suizidaler Handlungen gegeben (**INFO 1**).

Arbeitsmaterial

AB 1 Persönliche Haltung

Das Arbeitsblatt dient dazu, eigene Haltungen zum Thema Suizid zu explorieren. Es ist nicht möglich, einem Suizid neutral gegenüberzustehen. Umso wichtiger ist es, die eigenen Haltungen, eigene Reaktionen und Ängste in Bezug auf suizidale Patient*innen zu reflektieren und einen Umgang zu finden, der es erlaubt, suizidale Patient*innen auf professionelle Art und Weise zu unterstützen.

INFO 1 Klassifikation suizidaler Handlungen

Im Rahmen des Klassifikationssystems von Posner et al. (2007) werden unter dem Oberbegriff »Selbstverletzendes Verhalten« drei Klassen von Verhaltensmustern differenziert: (1) nicht suizidales selbstverletzendes Verhalten, (2) unbestimmtes selbstverletzendes Verhalten und (3) suizidales Verhalten. Die Differenzierung der drei Verhaltensklassen erfolgt auf Basis der dem Verhalten zugrunde liegenden Intention: Um von einer suizidalen Handlung sprechen zu können, muss ein gewisses Ausmaß an Absicht, durch die Handlung zu sterben, eruierbar sein; andernfalls handelt es sich um nicht-suizidales oder unbestimmtes selbstverletzendes Verhalten. Unter dem Oberbegriff des suizidalen Verhaltens wird des Weiteren differenziert zwischen einem Suizid, Suizidversuch, abgebrochenem Suizidversuch, unterbrochenem Suizidversuch und vorbereitenden Handlungen.

Persönliche Haltung

Beantworten Sie die folgenden Fragen nur für sich (und lassen Sie sich Zeit dabei).

(1) Einstellungen zu Suizid

Was denken Sie über Leute, die einen Suizidversuch unternehmen oder durch einen Suizid sterben?

....

....

....

....

....

Denken Sie, dass ein Suizid immer verhindert werden sollte? Wenn ja, warum? Und wenn nein, unter welchen Bedingungen halten Sie einen Suizid für »statthaft«?

....

....

....

....

....

Denken Sie, dass ein Suizid immer verhindert werden kann? Und wenn nein, warum nicht?

....

....

....

....

....

Persönliche Haltung

Unter welchen Bedingungen könnten Sie sich selbst vorstellen, Ihrem Leben ein Ende zu setzen? (Und wenn dies unvorstellbar für Sie sein sollte: Warum?)

....

....

....

....

....

....

Was könnte Sie daran hindern, sich selbst das Leben zu nehmen?

....

....

....

....

....

....

Was finden Sie am Leben wertvoll, schön, beglückend und erfüllend?

....

....

....

....

....

....

Persönliche Haltung

(2) Eigene Erfahrungen mit Krisen und suizidalem Erleben
Denken Sie an eine eigene Krisensituation in Ihrem Leben: Was an der Situation war besonders schwierig? Was hat Ihnen aus der Krise geholfen?

....

....

....

....

....

....

Wie sollte man mit Ihnen in einer Krise bestenfalls umgehen/reden?

....

....

....

....

....

....

Wie sollte man in einer Krise auf gar keinen Fall mit Ihnen umgehen/reden?

....

....

....

....

....

....

Persönliche Haltung

Haben Sie in der Zeit der Krise darüber nachgedacht, sich selbst zu töten? Was/Wer hat Ihnen geholfen, die Krise zu überleben?

....

....

....

....

....

....

(3) Ängste im Umgang mit suizidalen Patient*innen

Was macht Ihnen in der Arbeit mit suizidalen Patient*innen Angst?

....

....

....

....

....

....

Was würden Sie in der Arbeit mit suizidalen Patient*innen möglicherweise anders machen, wenn Sie weniger Angst hätten?

....

....

....

....

....

....

Persönliche Haltung

Welche Informationen müssen Sie einholen, welche Abläufe müssen Sie klären, welche Unterstützung müssen Sie organisieren, um weniger Angst im Umgang mit suizidalen Patient*innen zu haben?

....

....

....

....

....

....

(4) Emotionale Reaktionen auf suizidale Patient*innen

Welche negativen Reaktionen kennen Sie von sich aus der Arbeit mit suizidalen Patient*innen? Welche Aspekte der Situation und des Verhaltens einer suizidalen Person rufen bei Ihnen eine negative, abwertende Reaktion hervor?

....

....

....

....

....

....

Welche positiven Reaktionen kennen Sie von sich aus der Arbeit mit suizidalen Patient*innen? Welche Aspekte der Situation und des Verhaltens einer suizidalen Person rufen bei Ihnen eine positive, mitfühlende Reaktion hervor?

....

....

....

....

Persönliche Haltung

Welche Informationen brauchen Sie oder müssen Sie wieder mehr in den Blick nehmen, um negative Reaktionen zu überwinden?

....

....

....

....

....

....

INFO 1 • T

Klassifikation suizidaler Handlungen

Suizid. Tod aufgrund eines intentionalen, selbstschädigenden Verhaltens, das mit einem gewissen Maß an Absicht zu sterben assoziiert war. Drei Bestimmungsmerkmale gelten als zentral:
(1) Die Person ist tot.
(2) Das Verhalten der Person selbst führte zum Tod. (Die Person muss die tödliche Handlung allerdings nicht selbst ausgeführt haben – sie muss sie lediglich selbst initiiert haben.)
(3) Die Person hatte (in gewissem Ausmaß) die Absicht, ihren eigenen Tod herbeizuführen. Eine entsprechende Intention wird entweder erschlossen oder wurde explizit zum Ausdruck gebracht.

Suizidversuch. Auf die eigene Person gerichtetes, potenziell selbstverletzendes Verhalten, das nicht zum Tod führte, aber mit einem gewissen Maß an Absicht zu sterben assoziiert war. Wiederum gelten drei Bestimmungsstücke als zentral:
(1) Die Person hatte (in gewissem Ausmaß) die Absicht, ihren eigenen Tod herbeizuführen. Diese Absicht wird entweder erschlossen oder wurde explizit zum Ausdruck gebracht.
(2) Es wurde ein Verhalten gezeigt, das Potenzial zur Selbstschädigung hatte bzw. von dem die Person dachte, dass es dieses Potenzial hat.
(3) Eine Verletzung oder Schädigung kann, aber muss nicht eingetreten sein.

Unterbrochener Suizidversuch. Die Ausführung eines auf die eigene Person gerichteten, potenziell selbstverletzenden Verhaltens, das mit einem gewissen Maß an Absicht zu sterben assoziiert ist, wird durch eine andere Person unterbrochen/verhindert, bevor es zu einer Schädigung oder einer potenziellen Schädigung gekommen ist. Zwei Merkmale sind entscheidend, um von einem unterbrochenen Suizidversuch zu sprechen:
(1) Ohne die Unterbrechung wäre es zum Suizid(versuch) gekommen.
(2) Es ist zu keiner Verletzung gekommen. (In dem Moment, in dem eine erste Tablette eingenommen / ein erster Schnitt gesetzt wurde, handelt es sich um einen Suizidversuch.)

Abgebrochener Suizidversuch. Die Ausführung eines auf die eigene Person gerichteten, potenziell selbstverletzenden Verhaltens, das mit einem gewissen Maß an Absicht zu sterben assoziiert ist, wird vorbereitet. Die Person selbst stoppt ihr Verhalten jedoch unmittelbar, bevor es zu einer Schädigung oder einer potenziellen Schädigung gekommen ist. Wie beim unterbrochenen Suizidversuch gilt auch hier:
(1) Ohne die Unterbrechung wäre es zum Suizid(versuch) gekommen.
(2) Es ist zu keiner Verletzung gekommen. (In dem Moment, in dem eine erste Tablette eingenommen / ein erster Schnitt gesetzt wurde, handelt es sich um einen Suizidversuch.)

Vorbereitende Handlungen bzw. vorbereitendes Verhalten. Vorbereitungen zur Durchführung eines Suizid(versuchs). Hierzu zählt beispielsweise das Schreiben eines Abschiedsbriefs, das Verfassen eines Testaments, der Erwerb einer Waffe bzw. das Sammeln von Medikamenten. Suizidgedanken oder Verbalisierungen derselben gelten nicht als vorbereitendes Verhalten.

nach Posner et al., 2007, 2014

2 Beziehungsgestaltung und Risikoabschätzung

Zusammenfassung

In diesem Kapitel werden konkrete Hinweise zur Beziehungsgestaltung und zur Risikoabschätzung bei suizidalen Patient*innen gegeben. Es folgen Materialien zur Dokumentation der Risikoabschätzung und zur Fokussierung von Patientenressourcen.

Das wichtigste Ziel im Kontakt mit einer/einem suizidalen Patient*in ist es, eine therapeutische Beziehung herzustellen. Gleichzeitig wird unmittelbar mit der Risikoabschätzung des aktuellen Gefährdungsgrades begonnen. Die Vermutung, ein*e Patient*in könne sich in einer suizidalen Krise befinden, sollte ihr gegenüber direkt, offen und mit konkreten Worten angesprochen werden. Es ist ein empirisch gut widerlegter Mythos, anzunehmen, dass man Patient*innen auf die Idee bringt, sich umzubringen, wenn man sie auf Suizidgedanken und -pläne anspricht (DeCou & Schuhmann, 2018). Es scheint auch keinen Unterschied zu machen, ob man früher oder später im therapeutischen Gespräch nach Suizidgedanken fragt (Chu et al., 2017a). Wichtig ist es allerdings, dass auf negativ formulierte Fragen (»Sie denken nicht an Suizid, oder?«) verzichtet wird (McCabe et al., 2017) und Suizidgedanken proaktiv von Therapeut*innen angesprochen werden, da nicht wenige Patient*innen es vermeiden, im Gespräch selbst auf suizidales Erleben hinzuweisen (Vannoy & Robins, 2011).

Die Einschätzung des aktuellen Suizidrisikos ergibt sich schließlich aus der Gewichtung der vorliegenden Risiko- und Schutzfaktoren. Grundsätzlich muss man sich darüber im Klaren sein, dass eine sichere Risikoabschätzung nicht möglich ist: Weder ist es möglich, suizidales Verhalten vorherzusagen, noch ist es möglich – in ausreichendem Maße –, zwischen Hochrisikopatient*innen und Niedrigrisikopatient*innen zu differenzieren (u. a. Large et al., 2016; Woodford et al., 2019). Dies bedeutet aber mitnichten, dass auf ein abklärendes Gespräch verzichtet werden könnte – insbesondere auch, da Patient*innen sich dies oft wünschen (Hom et al., 2020).

Wichtig

Der Fokus sollte jedoch weniger auf der Idee liegen, am Ende des Gesprächs eine Kategorisierung vornehmen zu können, als eher auf dem Ziel herauszufinden, was der/die Patient*in in der Krisensituation benötigt (Teismann et al., 2019):

- Was wünscht sich der/die Patient*in von der Behandlung?
- Was gibt es für modifizierbare Risikofaktoren?
- Was braucht der/die Patient*in, um sich sicherer zu fühlen?
- Wie gefährdet schätzt sich der/die Patient*in selbst ein?

Komplementär zur Problembetrachtung sollten zudem durchgängig die Ressourcen der Patient*innen in den Blick genommen werden. Grundpostulat eines ressourcenorientierten Vorgehens ist die Vorstellung, dass jede – auch eine psychisch beeinträchtigte und lebensmüde – Person Ressourcen hat und damit Möglichkeiten, sich unter widrigsten Umständen für das Weiterleben zu entscheiden und dieses zu gestalten. Die besondere Bedeutung der Ressourcenaktivierung ergibt sich überdies aus der Feststellung, dass ein grundlegender Neuaufbau von Fertigkeiten innerhalb einer Krise weder möglich noch ökonomisch wäre (Teismann & Willutzki, 2020).

Schlussendlich sei hervorgehoben, dass der informierte Konsens auch im Umgang mit suizidalen Patient*innen gilt, d. h., dass Patient*innen über die Ergebnisse der Risikoabschätzung, Diagnosen, den Fortgang der Krisenintervention informiert und behandlungsrelevante Aspekte nicht »geheim gehalten« werden (Rudd et al., 2009).

Arbeitsmaterial

INFO 2 Heuristisches Phasenmodell im Umgang mit suizidalen Patient*innen
Das Krisengespräch lässt sich prototypisch in verschiedene Arbeitsschritte unterteilen: Zu Beginn des Kontaktes geht es um die Bildung einer tragfähigen therapeutischen Beziehung und die Risikoabschätzung. In Abhängigkeit von der aktuellen Gefährdungslage ist es dann relevant, die Patient*innen zum Reflektieren anzuregen, bei ihnen Neugier zu wecken und sie dafür zu gewinnen, ihren Entschluss, sich das Leben zu nehmen, aufzuschieben. Hierzu lassen sich motivationale Strategien (s. Kap. 3) nutzen. Hat der/die Patient*in die Entscheidung getroffen, (erst einmal) am Leben bleiben zu wollen, lassen sich verschiedene Strategien zur Förderung von Selbstkontrolle einsetzen, um den/die Patient*in in der Verfolgung dieses Ziels zu unterstützen. In Abhängigkeit von der Ansprache des/der Patient*in auf die verschiedenen Methoden und Strategien muss schließlich über das weitere Behandlungssetting entschieden werden.

INFO 3 Beziehungsgestaltung
INFO 4 FAQs zur Beziehungsgestaltung
Zu Beginn jeden Kontaktes mit einer suizidalen Person geht es um die Bildung einer tragfähigen und vertrauensvollen therapeutischen Beziehung. Unter der Perspektive, dass suizidale Wünsche oftmals Resultat von Einsamkeit und fehlendem Zugehörigkeitserleben sind (Joiner, 2005), ist eine gute therapeutische Beziehung bereits für sich genommen suizidpräventiv (Dunster-Page et al., 2017). Mit Blick auf die Gestaltung der Beziehung betonen verschiedene Autor*innen die Bedeutung von Selbstbestimmung auf der einen und weitreichender Unterstützung und Fürsorge auf der anderen Seite (Joiner et al., 2009). Spezifische Facetten der Beziehungsgestaltung mit suizidalen Patient*innen werden in diesen Informationsblättern für Therapeut*innen zusammengefasst.

INFO 5 Risiko- und Schutzfaktoren
Das Informationsblatt gibt eine Übersicht über empirisch bestätigte Risikofaktoren im Allgemeinen und in spezifischen Populationen (Cassidy et al., 2018; Conwell et al., 2002; Fazel et al., 2008; Franklin et al., 2017; Galynker, 2017; Johnson et al., 2011; O'Connor & Kirtley 2018; Rogers et al., 2019; Van Orden et al., 2010; WHO, 2014). Zudem werden Warnzeichen einer suizidalen Krise benannt und Faktoren, die den Übergang von Suizidgedanken zu Suizidhandlungen erleichtern. Schlussendlich werden Schutzfaktoren aufgelistet. Grundsätzlich muss man sich darüber im Klaren sein, dass einzelne Risikofaktoren keine nennenswerte Vorhersage von Suiziden erlauben (Franklin et al., 2017), und dass es keine Risikofaktoren gibt, die in jedem Fall vorhanden sein müssen, um ein erhöhtes Suizidrisiko anzunehmen (Huang et al., 2020), d. h. es gibt nicht die eine Konstellation an Risikofaktoren, die zu suizidalem Erleben und Verhalten führt. Das Vorliegen einzelner Risikofaktoren sollte jedoch immer als Anlass für eine Risikoabschätzung (s. **AB 2** »Leitfaden: Risikoabschätzung«) genommen werden. Schutzfaktoren spielen bei der Prädiktion suizidalen Verhaltens oftmals eine untergeordnete Rolle, es gibt aber Hinweise darauf, dass sie für die Überwindung suizidaler Krisen von besonderer Bedeutung sind (Lukat et al., 2017; Teismann et al., 2016b).

INFO 6 Indikation für eine Risikoabschätzung

Das Informationsblatt erläutert die Situationen, in denen in jedem Fall eine Risikoabschätzung vorgenommen werden sollte. Vor dem Hintergrund einer deutlich erhöhten Suizidrate nach Entlassung aus einer stationär-psychiatrischen Behandlung (Qin & Nordentorft, 2005) sei die Notwendigkeit einer Risikoabschätzung im Abschlussgespräch besonders hervorgehoben.

AB 2 Leitfaden: Risikoabschätzung

Der Aufbau der Exploration orientiert sich am Ansatz der »Chronologischen Erfassung suizidaler Ereignisse« von Shea (2011), innerhalb dessen die Risikoabschätzung dadurch strukturiert wird, dass die Art und das Ausmaß suizidaler Ideen und Handlungen in Bezug auf verschiedene Zeiträume erfragt werden. Das Gespräch untergliedert sich somit in eine Exploration (1) aktueller Suizidalität, (2) suizidalen Verhaltens in den vergangenen zwei Monaten, (3) vergangener Suizidhandlungen und (4) unmittelbar bevorstehendem suizidalem Erleben und Verhalten. Innerhalb jedes Zeitfensters richtet sich der Fokus der Fragen auf Art und Ausmaß von Suizidgedanken und suizidalen Verhaltensweisen, wie auch auf das Vorliegen von Faktoren, die einen Übergang von Suizidgedanken zu Suizidhandlungen begünstigen (O'Connor & Kirtley, 2018). Die Abklärung suizidalen Verhaltens in der jüngeren und früheren Vergangenheit verfolgt dabei das Ziel, eine Einschätzung der Stabilität bzw. Fluktuation, Intensität und Dauer suizidaler Gedanken zu erhalten. Bei der Exploration länger zurückliegender Suizidversuche sollten sich die Behandler aus Zeitgründen gleichwohl auf die Exploration des schwersten und des letzten Suizidversuchs beschränken. Es ist darauf zu achten, dass die Exploration im Rahmen eines »natürlichen Gesprächsverlaufs« umgesetzt wird.

AB 3 Leitfaden: Exploration nach Suizidversuch

Im Fall, dass ein*e Patient*in unmittelbar nach einem Suizidversuch in Behandlung kommt (beispielsweise im Kontext einer stationären Aufnahme), nimmt das Gespräch zur Risikoabschätzung natürlich hier seinen Ausgangspunkt. Bei fortbestehender Suizidalität schließt sich die allgemeine Risikoabschätzung (s. **AB 2** »Leitfaden: Risikoabschätzung«) an.

AB 4 Leitfaden: Exploration einer erweiterten Suizidintention

Ergeben sich in der Risikoabschätzung Hinweise darauf, dass ein erweiterter Suizid erwogen werden könnte, oder ist der Anlass der Krise das (Fehl-)Verhalten einer oder mehrerer anderer Personen (z. B. Trennungen, Konflikte), sollten fremdgefährdende Vorstellungen genau exploriert werden. Die Gefahreneinschätzung orientiert sich dabei an einer Typologie von Joiner (2014), die vier verschiedene Motive für einen erweiterten Suizid postuliert: (1) Barmherzigkeit (»Es gibt nichts, was man in dieser Situation noch tun kann. Allein zurückgelassen, wird es meiner Frau / meinen Kindern noch schlechter ergehen. Es ist daher besser, ihnen zukünftiges Leid zu ersparen / sie nicht allein in dieser Welt zu lassen«); (2) Gerechtigkeit (»Es ist nicht gerecht, dass ich nicht weiterleben kann und die, die mich gequält haben, am Leben bleiben«); (3) Verpflichtung (»Ich kann es anderen nicht zumuten, sich nach meinem Tod um meine Frau / die Kinder kümmern zu müssen, und daher muss ich sie mit in den Tod nehmen«) und (4) Ruhm/Rache (»Es wird eine Tat sein, an die man sich immer erinnern wird«).

AB 5 Ressourcen

Ressourcenorientierte Diagnostik ist als Ergänzung einer problembezogenen Analyse zu verstehen. Sie verfolgt – komplementär zur Erfassung von Risikofaktoren und -befindlichkeiten – das Ziel, die externen, intra- und interpersonellen Ressourcen einer suizidalen Person zu erschließen. Aufgrund der ausgeprägten Demoralisierung suizidaler Patient*innen ist nicht zu erwarten, dass sie ohne Weiteres Zugang zu ihren Ressourcen haben oder global Auskunft über sie geben können. Vielmehr benötigen Patient*innen gezielte Anregungen, um etwaige Ressourcen benennen zu können. Als Einstieg kann dieses Arbeitsblatt genutzt werden (Willutzki & Teismann, 2013).

INFO 7 Diagnostikinstrumente zur Erfassung suizidrelevanter Konstrukte

Suizidalität muss immer in einem individuellen diagnostischen Gespräch abgeklärt werden. Gleichwohl können Fragebögen und Interviews zur Erfassung des Schweregrads suizidaler Krisen, zur Dokumentation des Verlaufs bzw. der Veränderungen suizidalen Erlebens und Verhaltens und zur Diagnostik von relevanten Risikofaktoren genutzt werden (Forkmann et al., 2015). Dies gilt vor allem, da es manchen Betroffenen bei einer Fragebogenerhebung leichter zu fallen scheint, suizidale Erlebensweisen zu offenbaren, als im diagnostischen Gespräch (Vannoy & Robins, 2011). Bei allen Vorteilen eines routinemäßigen Einsatzes von Fragebögen in Forschung und Praxis muss man sich darüber im Klaren sein, dass Fragebögen keine sichere Risikoabschätzung ermöglichen (Carter et al., 2017). Fragebögen sollten – neben ihrer Nutzung in der Forschung – vor allem dazu verwendet werden, das therapeutische Gespräch zu ergänzen. In der Tabelle werden nur solche Instrumente dargestellt, die für den deutschsprachigen Raum validiert wurden.

AB 6 Skala Suizidales Erleben und Verhalten

Bei der *Skala Suizidalen Erlebens und Verhaltens* (SSEV) handelt es sich um einen eindimensionalen Fragebogen zur Erfassung von Suizidgedanken, Suizidabsichten, Suizidplänen und Suizidhandlungen während der vergangenen vier Wochen. Zusätzlich werden lebenszeitliche Suizidversuche erfasst. Es kann ein Summenscore über die ersten sechs Items gebildet werden; wichtiger ist aber die inhaltliche Betrachtung und Auswertung der Patientenantworten. Die Bearbeitungszeit der SSEV liegt bei etwa zwei Minuten, sodass die Skala gut zur Verlaufsbeobachtung eingesetzt werden kann. Der Fragebogen ist für den deutschsprachigen Raum validiert worden (Teismann et al., 2021b).

AB 7 Dokumentation: Suizide und Suizidversuche von Familienangehörigen

AB 8 Dokumentation: Suizide und Suizidversuche von weiteren Familienangehörigen, Freunden und Bekannten

Suizide und Suizidversuche unter nahestehenden Personen gelten als Risikofaktoren für den Übergang von Suizidgedanken und Suizidhandlungen (O'Connor & Kirtley, 2018). In den allermeisten Fällen wird es reichen, im Rahmen der Risikoabschätzung (s. AB 2 »Leitfaden: Risikoabschätzung«) kurz nach entsprechenden Erfahrungen zu fragen. Nur dann, wenn Suizidhandlungen im sozialen Netzwerk einer Person sehr prävalent sind (oder in einem Forschungskontext), sollten die hier zur Verfügung gestellten umfangreichen Dokumentationsbögen genutzt werden.

INFO 8 Risikokategorien

Die Abschätzung des aktuellen Suizidrisikos ergibt sich aus der Gewichtung der vorliegenden Risiko- und Protektivfaktoren. Einen allgemeinen Orientierungsrahmen für die Risikoabschätzung bietet das im Informationsblatt dargestellte Schweregradkontinuum von Rudd et al. (2001; Chu et al., 2015). Auch wenn die Übersicht den Eindruck vermittelt, eine zuverlässige Risikokategorisierung und -einschätzung wäre möglich, ist es eine bekannte Tatsache, dass vergleichsweise seltene Verhaltensweisen nicht sicher vorhergesagt werden können und dass eine valide und reliable Risikokategorisierung nicht möglich ist (Teismann & Friedrich, 2021). Der Fokus der Risikoabschätzung sollte daher weniger auf der Vorstellung liegen, am Ende des Gesprächs eine verlässliche Zuordnung vornehmen zu können, als vielmehr auf dem Ziel, herauszufinden, was die suizidale Person in der Krisensituation benötigt.

AB 9 Dokumentation: Risikoabschätzung (Erstabklärung)

AB 10 Dokumentation: Risikoabschätzung (Folgesitzungen)

Sämtliche Kontakte mit einer/einem suizidalen Patient*in müssen sorgfältig dokumentiert werden: *Was nicht dokumentiert wurde, hat im Zweifelsfall nicht stattgefunden.* Dokumentiert werden sollten für jede einzelne Sitzung die Ergebnisse der Risikoeinschätzung, therapeutische Indikationsentscheidungen, angewendete Interventionen sowie Kontakte zu behandelnden Ärzt*innen, Familienmitgliedern und Supervisor*innen.

AB 11 Diary Card

Suizidale Krisen weisen einen stark fluktuierenden Verlauf auf (Hallensleben et al., 2018). Mit dem Ziel, die Dynamik einer suizidalen Krise im Blick zu behalten, lassen sich so genannte Diary Cards, wie sie in der Dialektisch-Behavioralen Therapie (DBT) genutzt werden (Bohus & Wolf, 2018), einsetzen. Bestenfalls werden diese Tagebuchkarten über den gesamten Verlauf der Krisenintervention genutzt und jeweils zu Beginn der Sitzung ausgewertet.

AB 12 Ressourcenpriming

Vor allem im Umgang mit chronisch suizidalen Patient*innen, pervasiv-hoffnungslosen Patient*innen und interaktionell herausfordernden Patient*innen ist es hilfreich, die Technik des Ressourcenprimings (Flückiger & Wüsten, 2012) zu nutzen. Die Technik hilft dabei, systematisch auf Ressourcen achtzugeben und diese in der Therapie zu nutzen. Bestenfalls verschafft man sich kurz vor Sitzungsbeginn immer wieder einen Überblick (d. h. ein Priming).

INFO 9 Behandlung einer suizidalen Krise

In dem Informationsblatt wird kurz beschrieben, was in einer ambulanten Behandlung suizidaler Patient*innen gemacht wird und unter welchen Bedingungen eine stationäre Behandlung erfolgen sollte. In Ergänzung zum therapeutischen Gespräch soll hiermit ein informierter Konsens ermöglicht werden (Rudd et al., 2009).

INFO 10 Medikamentöse Behandlung von Suizidalität

Es gibt (bislang) kein Medikament, dessen Effektivität für die Behandlung akuter Suizidalität nachgewiesen werden konnte (Lorenzen & Bschor, 2021). Das einzige Medikament mit einer nachgewiesenen antisuizidalen Wirkung – im Rahmen affektiver Störungen – ist Lithium. Clozapin hat sich im Kontext schizophrener Erkrankungen als antisuizidal erwiesen. Beide Medikamente eignen sich jedoch nicht für die Akutbehandlung suizidaler Krisen. In diesem Informationsblatt werden die Möglichkeiten und Grenzen einer medikamentösen Behandlung zusammengefasst.

Heuristisches Phasenmodell im Umgang mit suizidalen Patient*innen

Beziehungsgestaltung

(1) Risikoabschätzung
(inkl. Klärung von Wünschen und Bedürfnissen*)

↕

(2) Reflexion anregen
(v.a. Ambivalenz klären, kognitive Strategien*)

↕

(3) Selbstkontrolle fördern
(v.a. Zugang zu letalen Mitteln begrenzen, Notfallplan*)

Entscheidung über Behandlungssetting

* Einbezug von Angehörigen/Freunden erwägen

Beziehungsgestaltung

Die Beziehungsgestaltung mit suizidalen Patient*innen lässt sich mit Blick auf zwei zentrale Aspekte konzeptualisieren: Selbstbestimmung und Fürsorge.

Selbstbestimmung ●————————● **Fürsorge**

Mit Blick auf die **Selbstbestimmung** des/der Patient*in ist es wichtig, den Todeswunsch empathisch zu validieren, transparent und offen über alle Behandlungsaspekte zu informieren, Autonomie explizit zu betonen und dem/der Patient*in Selbstwirksamkeitserleben zu ermöglichen. Mit Blick auf den **Fürsorgeaspekt** ist es wichtig, das Belastungserleben des/der Patient*in empathisch zu validieren, erreichbar zu sein und sich dem/der Patient*in als verlässliche und unterstützende Partner*in in der Krise anzubieten.

Empathisches Validieren des Todeswunsches. In Anbetracht schwerwiegender Lebensprobleme ist es nicht pathologisch, an die Möglichkeit eines Suizids zu denken. Suizidwünsche sollten normalisiert und mit Blick auf die gegenwärtige Situation der Patient*innen validiert werden.

Beispiel

»In Anbetracht Ihrer derzeitigen Lebenssituation kann ich gut verstehen, dass Sie darüber nachdenken, sich selbst zu töten. Vielen Menschen würde es genauso gehen.«

Validierung verweist auf Empathie und nicht auf Zustimmung. Je respektvoller der Möglichkeit auf einen Suizid jedoch begegnet wird, desto eher wird der/die Patient*in sich öffnen und im Fall einer ambivalenten Haltung gegenüber einem Suizid die Bereitschaft entwickeln, auch über lebensbejahende Motive zu sprechen.

Autonomie betonen. Im Umgang mit Rückzugsverhalten und Widerstand sollten Therapeut*innen persönliche Wahlfreiheiten betonen und offen gegenüber persönlichen Sichtweisen und Lösungswegen der Patient*innen sein.

Beispiel

»Die Möglichkeit, sich das Leben zu nehmen, wird Ihnen niemand nehmen – auch ich nicht. Ich kann Ihnen anbieten, dass wir gemeinsam nach Wegen suchen, wie die Situation ein Stück weit überlebbarer für Sie wird; und wir können Strategien erarbeiten, um zu verhindern, dass Ihnen eine Selbsttötung wie ein Unfall passiert. Wenn Sie sich aber dazu entscheiden, sich das Leben zu nehmen, dann werde ich nichts daran ändern können. Ich werde Ihnen – auch wenn wir Ihren Suizidwunsch hier zum Thema machen – also nie eine Möglichkeit wegnehmen können. Sie werden immer selbst bestimmen, was Sie mir erzählen und wie viel Sie mir erzählen. Alle Kontrolle liegt daher immer bei Ihnen.«

Beziehungsgestaltung

Offenheit über alle Behandlungsaspekte. Der informierte Konsens gilt auch im Umgang mit suizidalen Patient*innen! Im Einzelnen bedeutet dies, dass Patient*innen über die Ergebnisse der Risikoabschätzung, Diagnosen, den Fortgang der Krisenintervention und die Behandlung informiert und behandlungsrelevante Aspekte nicht »geheimgehalten« werden. Aufgabe der Therapeut*innen ist es, Patient*innen eine geeignete therapeutische Beziehung anzubieten, eine Risikoabschätzung vorzunehmen und ein therapeutisches Angebot zu machen – es ist nicht ihre Aufgabe, Patient*innen hinsichtlich ihrer eigentlichen Motive »zu überführen«.

Beispiel

»In den allermeisten Fällen lassen sich suizidale Krisen sehr gut im ambulanten Setting behandeln. Im Fall, dass ein unmittelbares Suizidrisiko besteht – Sie also Gefahr laufen, Suizidwünsche in absehbarer Zeit in die Tat umzusetzen, werden wir eine stationäre Behandlung diskutieren müssen. Dazu bin ich allein gesetzlich verpflichtet. In ganz seltenen Ausnahmefällen kann es dann zu der Situation kommen, dass ich keine Alternative zur stationären Einweisung sehe, während Sie das anders sehen. In dem Fall müssen wir dann einen Arzt oder eine Ärztin in unsere Überlegungen einbeziehen. Aber nochmal: Eine Einweisung gegen den Willen der betroffenen Person ist eine absolute Ausnahme.«

Selbstwirksamkeit stärken. Suizidale Patient*innen erleben sich als defizitär und inkompetent; entsprechend wichtig ist es, Kompetenz- und Selbstwirksamkeitserleben wann immer möglich zu stärken:

(1) Komplimente machen (»Ich finde es wirklich unglaublich, wie Sie es hinbekommen haben, in dieser Situation den Alltag für Ihre Kinder aufrechtzuerhalten«)
(2) internale Attribuierungen von positiven Entwicklungen ermöglichen (»Wie haben Sie das gemacht? Sie haben das ja wirklich toll gemacht!«),
(3) positive Entwicklungen auf das Selbst beziehen (»Sie sind offensichtlich ein Mensch, der …«),
(4) positive konnotierte Sachverhalte und positives Erleben – längs der Aufnahmebereitschaft des/der Patient*in – fokussieren (»Was haben Sie denn für einen Hund? Und wie heißt der? Haben Sie ein Foto von dem Hund dabei?«).

Fürsorge vermitteln. Patient*innen in suizidalen Krisen fühlen sich oftmals allein gelassen und konfrontiert mit überfordernden Emotionen und Lebensproblemen. Dem sollte begegnet werden durch ein zugewandtes, wertschätzendes, gegenüber allen Erlebensarten offenes Gesprächs- und Beziehungsangebot, in dem Therapeut*innen darauf achten, ihr Interesse an dem/der Patient*in und an deren/dessen Wohlergehen explizit in Wort (»Schön, Sie heute zu sehen«; »Lassen Sie uns gemeinsam Gedanken machen, was in dieser Situation hilfreich für Sie sein könnte«) und Tat (»Möchten Sie etwas trinken?«; »Möchten Sie eine Decke haben?«) zum Ausdruck zu bringen.

Unter strukturellen Gesichtspunkten muss darauf geachtet werden, dass ausreichend Zeit für die Gespräche zur Verfügung steht und die Frequenz der Gespräche der aktuellen Belastungssituation des/der Patient*in angemessen ist. Hierzu gehört auch, dass zwischen den Sitzungen eine (telefonische) Erreichbarkeit ermöglicht wird. Therapeut*innen sollten in Bezug auf ihre Erreichbarkeit jedoch keine Versprechungen machen, die sie nicht einhalten können. Suizidale Personen sind oftmals nicht nur vom Leben, sondern auch von anderen Menschen enttäuscht – entsprechend wichtig ist es, dass sich diese Erfahrung in der Behandlung nicht wiederholt.

FAQs zur Beziehungsgestaltung

Was mache ich, wenn ein*e Patient*in nicht über Suizidalität sprechen will?
Es müssen Hypothesen darüber gebildet werden, warum die Person nicht über suizidales Erleben berichten möchte. Ist es ihr peinlich, dass sie an einen solchen Punkt gekommen ist? Ist sie besorgt, dass eine Zwangseinweisung veranlasst wird, wenn sie von Suizidalität berichtet? Hat sie Angst davor, dass Suizidalität schlimmer wird, wenn sie sich im Gespräch damit beschäftigt? Sieht sie die Gefahr, dass ihr ein Suizid verunmöglicht wird, wenn sie sich diesbezüglich öffnet? Oder erlebt der/die Patient*in keine ausreichende Passung zwischen sich und dem/der Therapeut*in?

Es kann versucht werden, über eine Normalisierung suizidalen Erlebens, den Verweis darauf, dass eine stationäre Behandlung nur selten erforderlich ist und niemandem die Möglichkeit eines Suizids genommen werden kann, einen Zugang zum/zur Patient*in herzustellen. Es sollte zudem gefragt werden, ob er/sie – wenn dies organisatorisch möglich ist – lieber mit jemand anderem sprechen möchte.

Darf ich meine eigenen Ängste um den/die Patient*in zum Ausdruck bringen?
Im Sinne einer authentischen Rückmeldung kann dies produktiv genutzt werden; es muss allerdings deutlich werden, dass man mit diesen Ängsten umgehen kann. Im Rahmen einer CBASP-Behandlung gehört das disziplinierte persönliche Einlassen zum therapeutischen Vorgehen. Im Kontext suizidaler Krisen bedeutet das, dass Therapeut*innen ihre eigene emotionale Reaktion auf die Suizidpläne des/der Patient*in offenlegen: »Welche Auswirkungen – glauben Sie – hätte es auf mich, wenn Sie sich das Leben nehmen würden? […] Wenn Sie sich jetzt umbringen würden, wäre ich sehr traurig. Es würde mich wirklich treffen und mir sehr wehtun.« Für Patient*innen kann die Erfahrung, dass sie für jemanden wichtig und bedeutsam sind, Hoffnung, Verbundenheit und Lebensmut erzeugen.

Mache ich den/die Patient*in bei zu viel Unterstützung nicht von mir abhängig?
Das kann passieren. Es ist aber nicht schlimm und in der Regel kein anhaltender Zustand. In suizidalen Krisen nimmt die Problemlösekompetenz und die Flexibilität des Denkens vielfach rapide ab; entsprechend sind (manche) Betroffene vorübergehend stark abhängig vom Beistand durch andere (so wie jemand mit zwei Gipsarmen vorübergehend abhängig ist von der Unterstützung anderer). Nach Überwindung der Krise wird die Person wieder selbst in der Lage sein, ihre Angelegenheiten zu regeln. Falls nicht, dann kann man es dann immer noch zum Thema machen.

Was, wenn der/die Patient*in mich mit seiner/ihrer Suizidalität »manipuliert«?
Manchmal kann der Eindruck entstehen, dass man durch Suizidankündigungen zu bestimmten Handlungen oder Unterlassungen gedrängt werden soll, dass also weniger ein echter Todeswunsch den Suizidankündigungen zugrunde liegt, als vielmehr die Absicht, durch solche Äußerungen Kontrolle auszuüben. Im Rahmen der Krisensituation sollte die Echtheit und Ernsthaftigkeit von Suizidwünschen *nicht* infrage gestellt werden; vielmehr sind Suizidankündigungen immer ernst zu nehmen. Nach Abklingen der akuten Krisensituation können mutmaßlich interpersonelle Motive von Suizidankündigungen besprochen werden.

Der Eindruck »unechter, manipulativer« Suizidankündigungen kann auch daraus resultieren, dass der Inhalt einer Äußerung nicht mit der Art, wie die Äußerung hervorgebracht wird, übereinstimmt (z. B. weil freundlich lächelnd über drängende Suizidwünsche berichtet wird). Als Faustregel gilt, dass in solchen Fällen immer auf den Inhalt der Kommunikation und nicht auf die paraverbale Kommunikation fokussiert werden sollte.

FAQs zur Beziehungsgestaltung

Was, wenn mir die intensive Unterstützung des/der Patient*in irgendwann zu viel wird?
Suizidale Krisen können über Wochen oder Monate anhalten; entsprechend wichtig ist es, von vornherein nur solche Unterstützungsangebote zu machen, die man tatsächlich längerfristig anbieten kann (bzw. intensivierte Behandlungsangebote unmittelbar zeitlich zu befristen). Im Fall, dass man Unterstützungsangebote reduzieren muss – beispielsweise im Hinblick auf die Sitzungsfrequenz oder die telefonische Erreichbarkeit – sollte dem/der Patient*in sehr transparent erläutert werden, warum ein Angebot nicht länger aufrechterhalten werden kann und geklärt werden, ob andere Personen kompensatorisch einbezogen werden können.

Risiko- und Schutzfaktoren

Risikofaktoren für Suizide (allgemein)

- fehlende soziale Unterstützung, soziale Isolation
- Beziehungskonflikte, Streitigkeiten, Verlusterfahrungen
- Suizidversuch(e) in der Vorgeschichte, Suizidgedanken, Suizide in der Familie
- psychische Erkrankungen (v.a. Unipolare Depression, Bipolare Störung, Schizophrenie, Borderline-Persönlichkeitsstörung, Substanzmittelstörungen)
- Alkoholmissbrauch
- Arbeitsplatzverlust, finanzielle Verluste, niedriger sozioökonomischer Status
- Hoffnungslosigkeit
- chronische Schmerzen
- Zugang zu Mitteln und Methoden
- männliches Geschlecht und höheres Lebensalter

Risikofaktoren für den Übergang von Suizidgedanken zu suizidalem Verhalten

- Suizidplan, vergangene Suizidversuche, Suizidfantasien
- Impulsivität
- Suizide/Suizidversuche im Familien- oder Freundeskreis
- Furchtlosigkeit vor Tod/Sterben, Zugriff auf letale Mittel

Warnzeichen einer akuten suizidalen Krise

- Übererregungssymptome (Agitiertheit, Schlafstörungen, Albträume, Reizbarkeit)
- Eindruck des Gefangenseins (entrapment)
- Verlust kognitiver Kontrolle (pervasives Grübeln), schwerwiegende affektive Symptome (emotionaler Schmerz, Panik, rasche Stimmungswechsel, Dissoziation)
- soziale Entfremdung (Rückzug, Abscheu vor anderen, Eindruck eine Last zu sein)
- Selbstentfremdung (Selbsthass)
- Hoffnungslosigkeit
- drastische Zunahme der Suizidabsicht

Spezifische Risikofaktoren bei Inhaftierten

- Einzelhaft, Untersuchungshaft, lebenslange Haft

Spezifische Risikofaktoren bei alten Menschen

- Depressivität und Depression

Spezifische Risikofaktoren im Kontext psychotischer Störungen

- psychotische Erstmanifestation, höherer IQ, jüngeres Lebensalter, schlechte Behandlungsadhärenz

Protektiv- und Resilienzfaktoren

- soziale Unterstützung und Zugehörigkeit
- Religiosität
- Selbstwirksamkeit, Selbstwert, positive mentale Gesundheit, positiver Attributionsstil

INFO 6 • T

Indikation für eine Risikoabschätzung

Eine Risikoabschätzung sollte in folgenden Situationen routinemäßig durchgeführt werden (Jacobs & Brewer, 2004):

(1) bei Erstkontakten in psychosozialen und psychiatrischen (ambulanten und stationären) Institutionen

(2) bei Veränderungen des Behandlungssettings (z. B. Verlegung oder Entlassung aus stationärer Behandlung) und des Überwachungsstatus (Einstellung einer Eins-zu-eins-Überwachung)

(3) bei abruptem Wechsel des klinischen Erscheinungsbilds (plötzliche Zustandsverschlechterung oder -verbesserung)

(4) bei einer – trotz Behandlung – ausbleibenden Zustandsverbesserung oder graduellen Zustandsverschlechterung

(5) bei Antizipation oder Eintreten eines bedeutsamen interpersonalen Verlusts bzw. psychosozialen Belastungsfaktors

(6) bei Ausbruch einer körperlichen Erkrankung (insbesondere, wenn diese lebensbedrohlich ist und/oder mit körperlicher Entstellung, mit dem Verlust mentaler Funktionen oder mit massivem Schmerz assoziiert ist)

Die Indikation zu einer ausführlichen Risikoabschätzung ergibt sich zudem natürlich immer, wenn Lebensmüdigkeit und Suizidalität von Patient*innen direkt geäußert werden bzw. indirekte Äußerungen und versteckte Hinweise (wie z. B. »Ich falle jedem zur Last«; »Ich will einfach Ruhe haben, nichts mehr hören und sehen«) Suizidalität vermuten lassen.

Leitfaden: Risikoabschätzung

Erhebung aktueller Suizidalität

- Viele Menschen würden in Ihrer Lebenssituation am Sinn des Lebens zweifeln oder es für das Beste halten, nicht mehr zu leben. Wie ist das bei Ihnen?
- Mit all den Widrigkeiten, denen Sie momentan ausgesetzt sind, frage ich mich, ob Sie manchmal und vielleicht auch nur flüchtig lebensmüde Gedanken haben?

Häufigkeit, Dauer, Intensität und Auslöser aktueller Suizidgedanken

- Wie sehen diese Gedanken aus?
- Wie oft denken Sie derzeit daran, sich das Leben zu nehmen?
- Wie lange dauern diese Gedanken normalerweise an?
- Als wie überwältigend erleben Sie diese Gedanken? Was löst diese Gedanken aus?
- An den Tagen, an denen Sie einen Suizid erwogen haben, wie lange haben Sie da über Ihren Tod nachgedacht: 50 % des Tages, 80 %, 90 %?

Vorstellungsbilder

- Haben Sie Tagträume über suizidale Handlungen?
- Haben Sie Ihren Suizid in Ihrer Vorstellung geprobt?

Konkrete Gedanken und Planungen

- Haben Sie auch darüber nachgedacht, wie, wo und wann Sie sich töten werden?
- Über welche anderen Methoden, sich zu töten, haben Sie nachgedacht?

Zugang zu tödlichen Mitteln

- Haben Sie die notwendigen Mittel für einen Suizid zu Hause?
- Haben Sie überlegt, wie Sie Zugang zu den benötigten Mitteln erhalten?

Vorbereitungen und Probehandlungen

- Haben Sie auch andere Dinge schon vorbereitet? (z. B. Internet nach Suizidmethoden abgesucht, Abschiedsbrief geschrieben, persönliche Sachen verschenkt, Testament verfasst, Zahlungsmodalität der Lebensversicherung abgeklärt)
- Haben Sie schon mal probiert, wie es wäre, wenn Sie es dann wirklich tun würden? (z. B. potenziellen Suizidort aufgesucht, Seil geknüpft, Medikamentenmix erstellt)
- Was genau haben Sie gemacht?

Entschlossenheit, Abstand zu suizidalen Impulsen

- Wie stark ist Ihre aktuelle Absicht, diesen Todeswunsch in die Tat umzusetzen?
- Wo stehen Sie auf einer Skala von 0 bis 10, wenn 0 bedeutet, ›keine Absicht, die Gedanken umzusetzen‹ und 10 bedeutet, ›die Gedanken bei der ersten sich bietenden Gelegenheit umzusetzen‹?

Furchtlosigkeit vor Schmerz, Sterben und Tod

- Viele Menschen fürchten die Schmerzen, die mit einem Suizid verbunden sind, oder sie fürchten sich vor dem Sterben und Totsein – wie ist das bei Ihnen?
- Gibt es Erfahrungen in Ihrem Leben, aus denen Sie den Schluss ziehen, dass Sie mit dieser Form von Schmerzen und Angst zurechtkommen werden?

Leitfaden: Risikoabschätzung

Impulsivität und Selbstkontrolle

- Mal angenommen, die Situation ändert sich nicht oder wird sogar noch schlimmer. Wie lange können Sie es wohl noch ertragen, ohne etwas in die Richtung zu unternehmen, sich zu töten?
- Vielleicht gibt es einen Teil in Ihnen, der noch Bedenkzeit will. Wie viel Zeit können Sie diesem Teil noch geben? Inwieweit haben Sie den Eindruck, suizidale Impulse kontrollieren zu können?
- Könnte es Ihnen passieren, dass Sie suizidale Impulse ›aus dem Moment heraus‹ unmittelbar umsetzen?
- Haben Sie in anderen Lebensbereichen manchmal Schwierigkeiten mit impulsivem Verhalten (Alkohol- und Drogenkonsum, aggressives Autofahren, Schwierigkeiten, Wut zu kontrollieren, promiskuitives Verhalten, Spielsucht etc.)?

Alkohol- und Drogenkonsum

- Wie viel Alkohol trinken Sie aktuell? Wie oft waren Sie im Rahmen suizidaler Krisen alkoholisiert – wenn überhaupt?
- Kommt es vor, dass Sie derzeit Drogen einnehmen?

Erhebung suizidalen Erlebens und Verhaltens in den vergangenen zwei Monaten

- Während der letzten sechs bis acht Wochen, wie lange haben Sie – an schlechten Tagen – darüber nachgedacht, sich das Leben zu nehmen? Eher so 90 % des Tages oder 70 % des Tages?
- Wie oft haben Sie in den letzten zwei Monaten erwogen, sich mit … (spezifische Methode nennen) das Leben zu nehmen?
- An wie vielen Tagen haben Sie einen Suizidversuch konkret vorbereitet oder geprobt?

Erhebung vergangener Suizidhandlungen

- Haben Sie schon einmal versucht, sich das Leben zu nehmen?
- Wie oft haben Sie in Ihrem Leben versucht, sich zu töten?

Letzter Suizidversuch

- Wann haben Sie zuletzt versucht, sich das Leben zu nehmen?
- Was genau haben Sie gemacht?
- Wie ist es dazu gekommen, dass Sie überlebt haben?
- Waren Sie im Anschluss in medizinischer Behandlung?
- Haben Sie den Versuch länger geplant oder ist es eher spontan dazu gekommen?
- Wie fanden Sie es seinerzeit, überlebt zu haben?

Schwerster Suizidversuch

- Welchen Suizidversuch würden Sie als Ihren schwersten bezeichnen, d. h. wann war Ihr Wunsch zu sterben am allergrößten bzw. wann waren Sie sich am sichersten, dass das gewählte Vorgehen tödlich sein würde?

Leitfaden: Risikoabschätzung

Selbstverletzungen

- Haben Sie sich schon einmal Verletzungen zugefügt, ohne dass Sie hierbei sterben wollten?
- Was genau haben Sie gemacht?
- Fügen Sie sich derzeit Verletzungen zu?

Suizide in der Familie und im Freundeskreis

- Hat sich in Ihrer Familie schon mal jemand das Leben genommen oder versucht, sich das Leben zu nehmen? Im Freundes- und Bekanntenkreis?

Erhebung gegenwärtiger und zukünftiger Suizidalität

- Wie sieht es eigentlich mit suizidalen Gedanken aus, während wir gerade miteinander reden?
- Und wenn Sie jetzt die Praxis verlassen: Was denken Sie, passiert mit Ihrem Wunsch zu sterben?

Erfassung von Ressourcen

- Gibt es Menschen, denen Sie sich momentan nahe fühlen? Wer weiß davon, dass Sie vor einer Selbsttötung stehen? Wie wäre das für Ihre Frau/Ihren Mann, wenn sie/er das wüsste? Wie würde sie/er reagieren?
- Gibt es Zeiten oder Momente, in denen Sie anders über die Möglichkeit, sich das Leben zu nehmen, nachdenken? Was geht ihnen dann durch den Kopf?
- Wie erklären Sie sich selbst, dass Sie angesichts Ihres schweren Lebens erst jetzt die Idee entwickeln, Ihrem Leben ein Ende zu setzen? Wie haben Sie sich bislang von einer Selbsttötung abgehalten?
- Was verbindet Sie noch mit dem Leben, wenn überhaupt?

Selbsteinschätzung erfragen

- Wie gefährdet erleben Sie sich derzeit auf einer Skala von 0 bis 10, wenn 0 bedeutet, ›keine Gefahr, die Gedanken umzusetzen‹ und 10 bedeutet, ›massive Gefahr, die Gedanken bei der ersten sich bietenden Gelegenheit umzusetzen‹?
- Was würden Sie brauchen, um sich sicherer zu fühlen? Wie kann ich Sie dabei am besten unterstützen?

AB 3 • T

Leitfaden: Exploration nach Suizidversuch

Einstieg

- Die Kollegen / die Polizei / der Notarzt / die Feuerwehr / Ihre Angehörigen haben gesagt, dass Sie versucht haben, sich das Leben zu nehmen? Können Sie sich erinnern, was passiert ist? Möchten Sie vielleicht einmal erzählen, was passiert ist?
- Okay, d. h. Sie haben, nachdem wir uns das letzte Mal gesehen haben, versucht, sich das Leben zu nehmen? Möchten Sie vielleicht einmal erzählen, was passiert ist?

Hinweis: Der Person Zeit lassen zu erzählen und erst im Anschluss und in Abhängigkeit von dem bereits Gesagten genauer explorieren.

Aktuelles Befinden

- Wie geht es Ihnen jetzt im Moment körperlich: Haben Sie Schmerzen? Leiden Sie unter Benommenheit? Übelkeit? Gibt es Verletzungen?
- Wurden Sie bereits medizinisch versorgt?

Hinweis: Im Fall einer Tablettenintoxikation – nach etwaiger Rücksprache mit der Informationszentrale gegen Vergiftung [0228-19240] – eine unmittelbare Arztkonsultation veranlassen.

Suizidmethode und Umsetzungsmodalitäten

- Wann genau haben Sie versucht, sich das Leben zu nehmen?
- Wo waren Sie, als Sie das gemacht haben? Waren andere Leute anwesend oder in der Nähe?
- Was genau haben Sie gemacht? [Methode detailliert beschreiben lassen]
- Hatten Sie das vorher genauso geplant?
- Auf einer Skala von 0 bis 10, wenn 0 bedeutet, ›nicht überzeugt‹ und 10 bedeutet, ›absolut überzeugt‹, wie sicher waren Sie sich, dass Sie sterben würden?
- Haben Sie irgendwelche Vorkehrungen getroffen, um nicht gefunden zu werden?
- Wie ist es dazu gekommen, dass Sie überlebt haben? Wurden Sie gefunden? Haben Sie selbst Hilfe gerufen?

Zeitliche Entwicklung

- Wie viel Zeit ist vergangen zwischen Ihrer Entscheidung zu sterben und der Umsetzung?
- Und wie lange hatten Sie vorher bereits darüber nachgedacht, sich das Leben zu nehmen bzw. wann haben sich diese Gedanken intensiviert?
- Wann haben Sie angefangen, Ihre Selbsttötung vorzubereiten?
- Haben Sie mit anderen darüber gesprochen? Haben Sie Ihren Suizid angekündigt?

Bewertung

- Wie finden Sie es, überlebt zu haben?
- Sie leben und wollten eigentlich tot sein. Was geht in Ihnen jetzt vor? Wie denken Sie darüber?
- Wie gefährdet erleben Sie sich derzeit auf einer Skala von 0 bis 10, wenn 0 bedeutet, »keine Gefahr, es erneut zu probieren« und 10 bedeutet, »massive Gefahr, es bei der ersten sich bietenden Gelegenheit umzusetzen«?

Hinweis: Bei fortbestehender Suizidalität schließt sich eine allgemeine Risikoabschätzung an.
Hinweis: Bei einem etwas länger zurückliegenden Suizidversuch (> 1 Monat) auch nach einer etwaigen Traumasymptomatik (Intrusionen, Flashbacks) in Bezug auf den Suizidversuch fragen.

Leitfaden: Exploration einer erweiterten Suizidintention

Erweiterte Suizide, d. h. eine Tateinheit aus Fremd- und Selbsttötung, sind vergleichsweise selten und werden in den allermeisten Fällen von Männern verübt. Joiner (2014) hat eine Typologie erstellt, innerhalb derer vier verschiedene Motive für einen erweiterten Suizid postuliert werden: Barmherzigkeit, Gerechtigkeit, Verpflichtung und Ruhm. Ergeben sich in der Risikoabschätzung Hinweise auf entsprechende Motive oder ist der Anlass der Krise das (Fehl-)Verhalten einer oder mehrerer anderer Personen (z. B. Trennungen, Konflikte), sollten fremdgefährdende Vorstellungen umgehend exploriert werden.

Einstieg

- »In suizidalen Krisen kommt es nicht selten vor, dass Betroffene nicht nur darüber nachdenken, sich selbst das Leben zu nehmen, sondern auch darüber nachdenken, das Leben anderer Menschen zu beenden. Kennen Sie solche Gedanken?«
- ODER: »Sie sagten eben, dass Sie Ihre Frau / Ihre Partnerin / Ihre Kinder in dieser Situation nicht zurücklassen können (Motiv Barmherzigkeit), denken Sie manchmal, dass es besser wäre, wenn Sie alle durch eine Selbsttötung sterben würden?«
- ODER: »Sie sagten eben, dass es nicht gerecht ist, dass Sie nicht weiterleben können, die, die Ihnen all das angetan haben, aber schon (Motiv Gerechtigkeit); denken Sie manchmal darüber nach, diese Leute bei einer Selbsttötung mitzunehmen?«
- ODER: »Sie sagten eben, dass Sie es niemandem zumuten können, sich nach Ihrer Selbsttötung um Ihre Partnerin / Kinder / Eltern zu kümmern (Motiv Verpflichtung), denken Sie manchmal darüber nach, diese mit in den Tod zu nehmen?«
- ODER: »Sie sagten eben, dass sich jeder an Ihren Tod erinnern soll (Motiv Ruhm), denken Sie manchmal darüber nach, andere Menschen mit in den Tod zu nehmen?«

Weitere Abklärung

Im weiteren Gespräch muss – anlog zur Abklärung von suizidalem Erleben – die Häufigkeit und Intensität von erweiterten Suizidgedanken abgeklärt werden, es muss nach entsprechenden Vorstellungsbildern, konkreten Planungen und Vorbereitungen sowie nach dem Grad der Entschlossenheit gefragt werden. Überdies muss ambivalentes Erleben exploriert werden: »Was genau lässt Sie annehmen, dass es besser wäre, wenn Ihre Frau/Kinder auch sterben würden? UND: Gibt es Momente, in denen Sie anders hierüber denken; Momente, in denen Sie nicht die Notwendigkeit sehen, dass andere Menschen mit Ihnen sterben sollten? Was denken Sie in solchen Momenten?«

Schließlich sollte geklärt werden, ob es eine Vorgeschichte gewalttätigen Verhaltens gibt und inwiefern Faktoren vorliegen, die mit einer reduzierten Selbstkontrolle assoziiert sind (z. B. Substanzgebrauch, psychotisches Erleben, Impulsivität).

Weiteres Vorgehen

Im Fall, dass es deutliche Hinweise darauf gibt, dass es zu einem erweiterten Suizid kommen könnte, muss umgehend eine stationäre Unterbringung (freiwillig oder unfreiwillig) veranlasst werden. Ziehen Sie im Zweifelsfall eine*n Kolleg*in zum Gespräch hinzu.

AB 5 • P

Ressourcen

Die Wahrscheinlichkeit ist hoch, dass Sie sich nicht erst seit kurzer Zeit in einer schwierigen Lebenssituation befinden; vielleicht haben Sie auch in früheren Zeiten schon mal unter Suizidgedanken gelitten. Es stellt sich daher die Frage, wie Sie es geschafft haben, bis heute zu überleben.

Möglicherweise helfen Ihnen die folgenden Fragen dabei, eigene Stärken und Ressourcen klarer zu sehen und im Verlauf der gegenwärtigen Krisensituation weiter zu nutzen: Welche von diesen Hilfen, Fähigkeiten und Energiequellen haben Ihnen in der Vergangenheit geholfen?

- ☐ Ich habe mir klargemacht: »Ich schaffe das.«
- ☐ Ich habe zwischendurch Erholungspausen eingelegt (Mittagsschlaf, Spaziergang, Lesen …).
- ☐ Ich habe mir bei anderen Rat geholt.
- ☐ Ich konnte Kraft aus meinem Glauben schöpfen.
- ☐ Ich habe Aufgaben einfach gemacht.
- ☐ Ich habe mir Zeit für schöne Dinge (Hobbys, Interessen …) genommen.
- ☐ Ich habe mit anderen über meine Sorgen und Nöte gesprochen.
- ☐ Ich habe mich nicht unterkriegen lassen.
- ☐ Ich habe mich für all meine Bemühungen belohnt (z. B. mir einen Blumenstrauß gekauft).
- ☐ Ich habe Lob und Anerkennung angenommen.
- ☐ Ich habe mich zeitweise durch etwas Schönes von meinen Pflichten abgelenkt (Kino, Essen gehen etc.).
- ☐ Ich hatte Menschen an meiner Seite (Partner*in, Freund*in, Verwandte etc.), die mich unterstützt haben.
- ☐ Ich habe die Hilfe von Expert*innen in Anspruch genommen.
- ☐ Ich habe manche Dinge mit Humor genommen.
- ☐ Ich war es mir wert, für mich und meine Zukunft zu kämpfen.
- ☐ Ich habe die »Krise« als Herausforderung oder Chance gesehen.
- ☐ Ich habe mir einen Überblick verschafft und das Wichtigste zuerst erledigt.
- ☐ Ich habe mir Freizeitaktivitäten gesucht, die mir Spaß gemacht haben (Freunde, Sport etc.).
- ☐ Ich habe mir gesagt, dass auch wieder bessere Zeiten kommen werden (im Sinne von »auf Regen folgt Sonnenschein«).
- ☐ Ich war stolz auf mich, wenn ich etwas geschafft hatte.

Sollten Sie in der bisherigen Krise andere Strategien/Gedanken/Hilfen genutzt haben, dann notieren Sie diese. Irgendetwas müssen Sie getan haben, ansonsten würden Sie diese Seite gerade nicht lesen.

....

....

Notieren Sie auch, welche Beziehungen Ihnen aktuell unterstützend zur Verfügung stehen. Es kann sich um Angehörige/Freund*innen/Behandler*innen und/oder Haustiere handeln:

....

....

Diagnostikinstrumente zur Erfassung suizidrelevanter Konstrukte

Instrument/Autoren	Kommentar
Self-Injurious Thoughts and Behaviors Interview (SITBI; dt. Fassung: Fischer et al., 2014)	Strukturiertes Interview (Langfassung: 169 Items; Kurzfassung: 72 Items), mit dem das Vorhandensein, die Frequenz und Charakteristika von sechs Arten selbstverletzender Gedanken bzw. Verhaltensweisen (Suizidgedanken, Suizidplan, Suizidgesten, Suizidversuche, Gedanken an selbstverletzendes Verhalten, nichtsuizidale Selbstverletzung) erfasst werden.
Columbia-Suicide Severity Rating Scale (C-SSRS; dt. Fassung: www.cssrs.columbia.edu)	Strukturiertes Interview (16 Items) zur Einschätzung von Suizidgedanken und selbstverletzendem Verhalten (nichtsuizidale Selbstverletzung, unterbrochener Suizidversuch, abgebrochener Suizidversuch, Suizidversuch, Planungsverhalten) in der Lebenszeit, in den letzten drei Monaten bzw. seit der letzten Begegnung.
Depressive Symptom Index – Suicidality Subscale (DSI-SS; dt. Fassung: von Glischinski et al., 2016)	Fragebogen. Erfasst mit vier Items die Häufigkeit und Intensität von Suizidgedanken.
Beck Scale for Suicidal Ideation (BSSI; dt. Fassung: Kliem & Brähler, 2015)	Fragebogen. Erfasst mit 19 Items u. a. den Wunsch zu sterben, Intensität und Dauer von Suizidwünschen/-plänen, Vorbereitungshandlungen und zurückliegende Suizidversuche. Existiert als Selbst- und Fremdbeurteilungsinstrument.
Suicide Behavior Questionnaire – Revised (SBQ-R; dt. Fassung: Glaesmer et al., 2018)	Fragebogen. Erfasst mit vier Items vergangene Suizidgedanken, Suizidversuche, Kommunikation über Suizidalität und die Wahrscheinlichkeit zukünftiger Suizidalität.
Skala Suizidales Erleben und Verhalten (SSEV; dt.: Teismann et al., 2021b)	Fragebogen. Erfasst mit sechs Items aktuelle Suizidgedanken, -absichten, und -pläne. Mit drei weiteren Items werden Suizidversuche in den vergangenen vier Wochen und in der Lebensgeschichte erfragt (siehe AB 6).
Brief Reasons for Living Scale (B-RFL; dt. Fassung: Cwik et al., 2017)	Fragebogen. Erfasst mit zwölf Items Gründe, am Leben zu bleiben. Es handelt sich um die Kurzfassung der »Reasons for Living-Skala«.
Suicide Cognitions Scale (SCS; dt. Fassung: Spangenberg et al., 2019)	Fragebogen. Erfasst mit 18 Items Einstellungen, Annahmen und Überzeugungen mit hoher Relevanz für suizidales Erleben.

Diagnostikinstrumente zur Erfassung suizidrelevanter Konstrukte

Interpersonal Needs Questionnaire (INQ; dt. Fassung: Forkmann & Glaesmer, 2013)	Fragebogen. Erfasst mit insgesamt 15 Items zwei Kernannahmen der Interpersonalen Theorie suizidalen Verhaltens: wahrgenommene Belastung (»perceived burdensomeness«) und enttäuschter Wunsch nach Zugehörigkeit (»thwarted belongingness«).
Short Defeat und Entrapment Scale (SDES; dt. Fassung: Höller et al., 2020)	Fragebogen. Erfasst mit acht Items zwei Kernannahmen des »Integrativen-Motivational-Volitionalen Modells Suizidalen Verhaltens«: »defeat« und »entrapment«.
German Capability for Suicide Questionnaire (GCSQ; dt.: Wachtel & Teismann, 2015)	Fragebogen. Erfasst mit neun Items Furchtlosigkeit vor Tod und Sterben sowie die subjektive Schmertoleranz.
Suicide Crisis-Inventory (SCI; dt. Fassung: Otte et al., 2020)	Fragebogen. Erfasst mit 50 Items Merkmale des so genannten »Suicide Crisis Syndroms«, d. h. potenzielle Warnzeichen einer akuten suizidalen Krise.
Brief Agitation Measure (BAM; dt. Fassung: Höller & Forkmann, 2021)	Fragebogen. Erfasst mit drei Items Agitiertheits- bzw. Anspannungserleben.
Stigma of Suicide Scale – Short Form (SOSS-SF-D; dt. Fassung: Ludwig et al., 2020)	Fragebogen. Erfasst mit 16 Items stigmatisierende und abwertende Beschreibungen/Einstellungen gegenüber suizidalen Menschen.

AB 6 • P

Skala Suizidales Erleben und Verhalten (SSEV©)

Name: .... Datum: .... Alter (Jahre): .... Geschlecht: m ☐ w ☐

Bitte lesen Sie jede der folgenden Aussagen sorgfältig durch und kreuzen Sie die Antwort an, die Ihr eigenes Erleben und Verhalten am besten beschreibt.

Während der vergangenen 4 Wochen …

(1) … habe ich gedacht, dass es besser wäre, wenn ich nicht am Leben wäre.

☐ nie ☐ weniger als einmal pro Woche ☐ einmal pro Woche ☐ 2–5-mal pro Woche ☐ täglich od. fast täglich ☐ jeden Tag viele Male

(2) … habe ich darüber nachgedacht, mich selbst zu töten.

☐ nie ☐ weniger als einmal pro Woche ☐ einmal pro Woche ☐ 2–5-mal pro Woche ☐ täglich od. fast täglich ☐ jeden Tag viele Male

(3) … habe ich ernsthaft erwogen, mich selbst zu töten.

☐ nie ☐ weniger als einmal pro Woche ☐ einmal pro Woche ☐ 2–5-mal pro Woche ☐ täglich od. fast täglich ☐ jeden Tag viele Male

(4) … habe ich die Absicht gehabt, mich selbst zu töten.

☐ nie ☐ weniger als einmal pro Woche ☐ einmal pro Woche ☐ 2–5-mal pro Woche ☐ täglich od. fast täglich ☐ jeden Tag viele Male

(5) … habe ich den Impuls gehabt, mich selbst zu töten.

☐ nie ☐ weniger als einmal pro Woche ☐ einmal pro Woche ☐ 2–5-mal pro Woche ☐ täglich od. fast täglich ☐ jeden Tag viele Male

(6) … habe ich genau geplant, wie ich mich selbst töten werde.

☐ nie ☐ weniger als einmal pro Woche ☐ einmal pro Woche ☐ 2–5-mal pro Woche ☐ täglich od. fast täglich ☐ jeden Tag viele Male

(7) … habe ich versucht mich selbst zu töten (und wollte auch wirklich sterben).

☐ nein ☐ ja

Im Laufe meines Lebens ...

(8) … habe ich versucht mich selbst zu töten (und wollte auch wirklich sterben).

☐ nein ☐ ja

(9) Wie häufig haben Sie bereits versucht, sich selbst zu töten? .... mal

Dokumentation: Suizide und Suizidversuche von Familienangehörigen

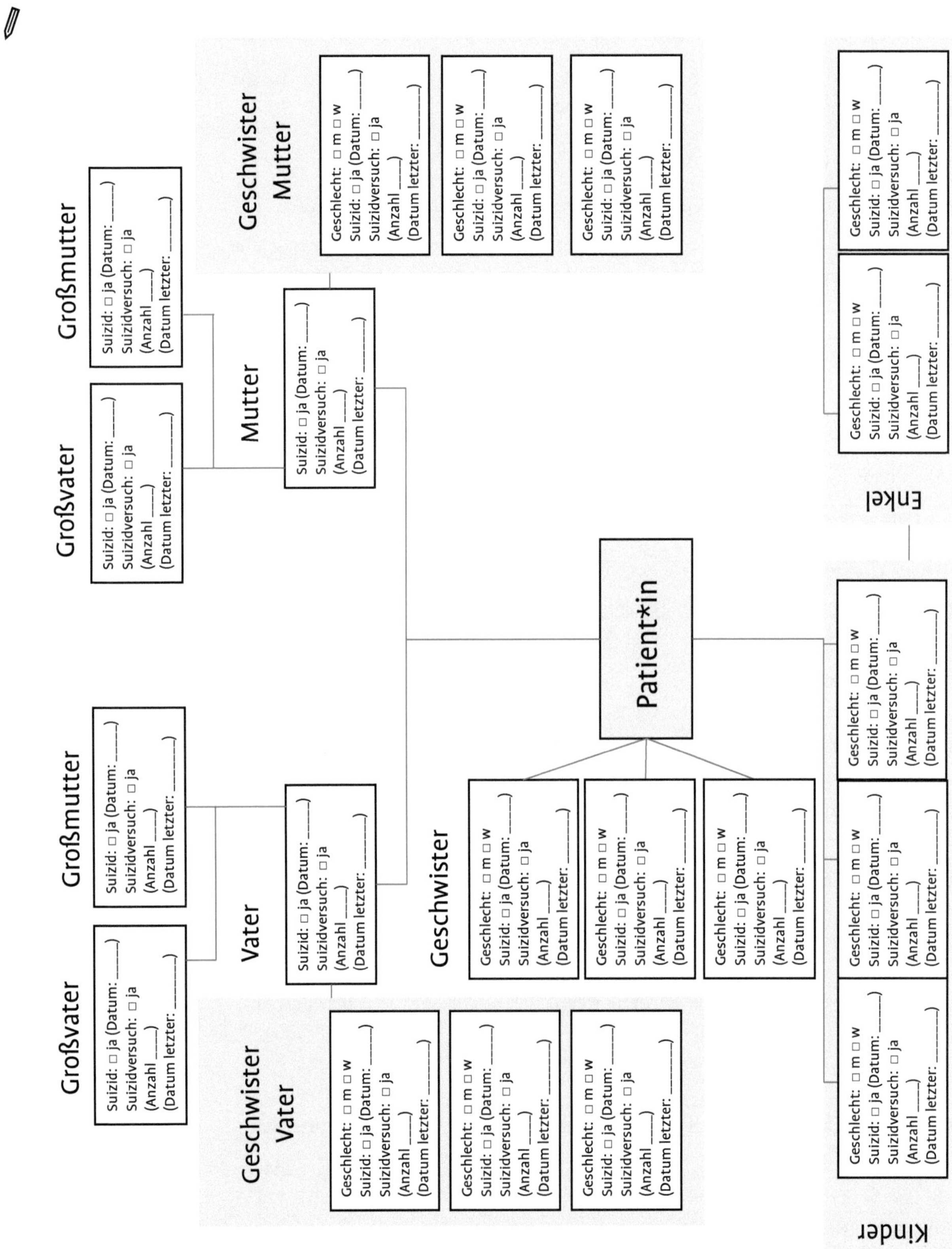

Dokumentation: Suizide und Suizidversuche von weiteren Familienangehörigen, Freunden und Bekannten

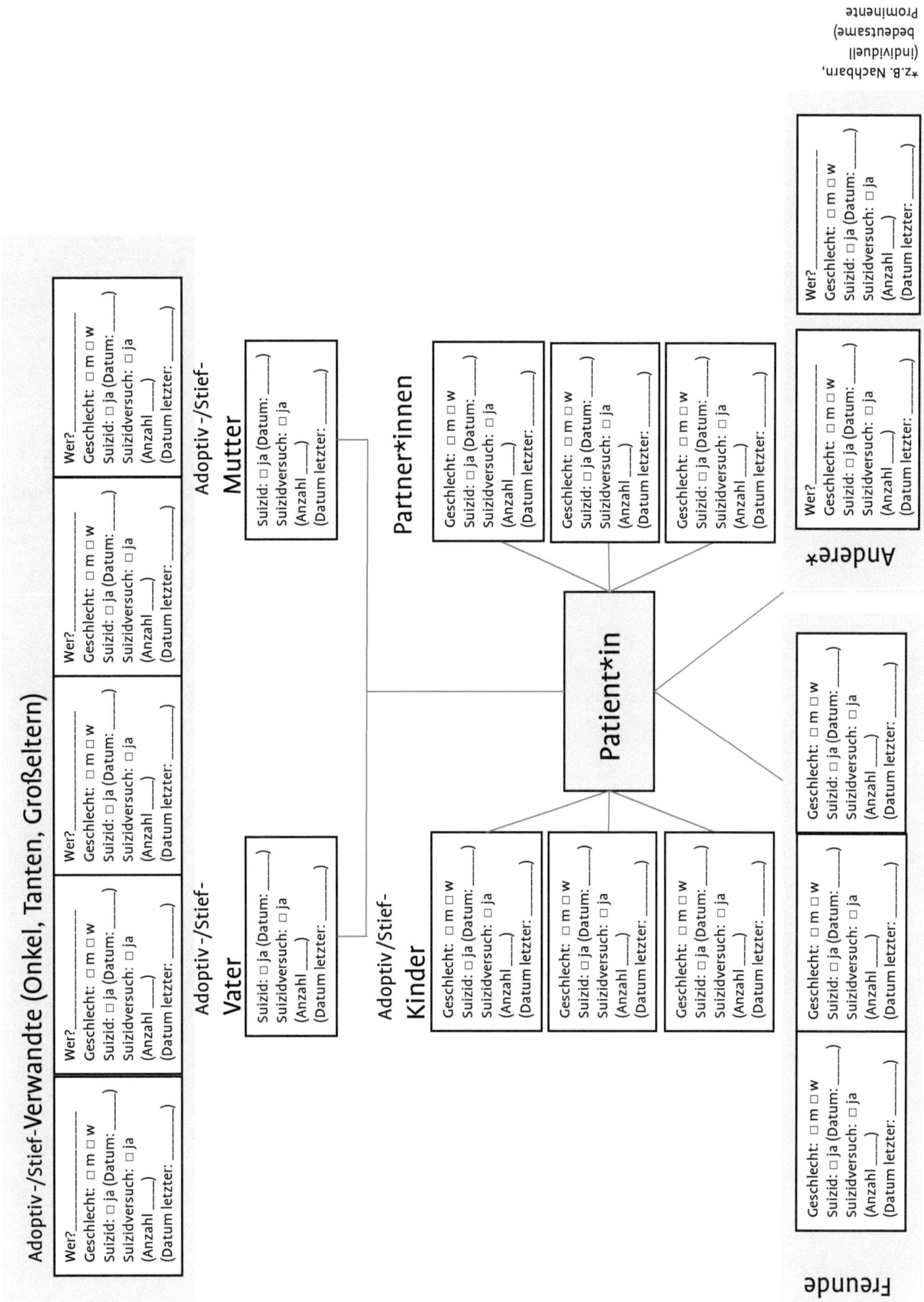

Risikokategorien

Schweregrad	Indikatoren
Leicht	geringe Häufigkeit, Dauer und Intensität von Suizidgedanken, keine Planung, keine Absicht, leichtgradige Symptombelastung, gute Selbstkontrolle, wenige Risikofaktoren, protektive Faktoren vorhanden
Moderat	Regelmäßige Suizidgedanken von beschränkter Intensität und Dauer, geringe Planung, keine Absicht, gute Selbstkontrolle, wenige Risikofaktoren, protektive Faktoren vorhanden
Stark	Regelmäßige, intensive und andauernde Suizidgedanken, spezifische Planung, keine subjektive Absicht (aber objektive Hinweise auf Absichtsbildung, z. B. Wahl letaler Methode, die verfügbar ist, vorbereitende Verhaltensweisen), Hinweise auf eingeschränkte Selbstkontrolle, bedeutsame Symptombelastung, viele Risikofaktoren und wenig (wenn überhaupt) protektive Faktoren vorhanden.
Extrem	Regelmäßige, intensive und andauernde Suizidgedanken, spezifische Planung, subjektive und objektivierbare Absicht, eingeschränkte Selbstkontrolle, bedeutsame Symptombelastung, viele Risikofaktoren und keine protektiven Faktoren vorhanden

Hinweis: Es gibt keinen allgemeingültigen Verrechnungsalgorithmus von Risiko- und Schutzfaktoren. Die Risikokategorisierung weist eine unzureichende Validität auf!

Beachten Sie daher in besonderem Maße

(1) die Wünsche des/der Patient*in und

(2) ob und inwieweit die *Freiverantwortlichkeit* des/der Patient*in eingeschränkt ist.

Dokumentation: Risikoabschätzung (Erstabklärung)

Patient*in:		Therapeut*in:		Datum:
Sitzungs-Nr.:				Uhrzeit:
☐ ja ☐ nein	Suizidgedanken	Beschreibe*:		
	Häufigkeit:	.... pro Tag	.... pro Woche	.... pro Monat
	Dauer:	.... Sekunden	.... Minuten	.... pro Stunden
	Vorstellungsbilder:	Beschreibe*:		
☐ ja ☐ nein	Suizidplan	Methode:		Zugang: ☐ ja ☐ nein
		Methode:		Zugang: ☐ ja ☐ nein
		Ort:		
		Zeitpunkt:		
☐ ja ☐ nein	Suizidimpulse	Beschreibe*:		
☐ ja ☐ nein	Suizidvorbereitungen	Beschreibe*:		
☐ ja ☐ nein	Suizidabsicht (Selbstauskunft)	0 – 1 – 2 – 3 – 4 – 5 – 6 – 7 – 8 – 9 – 10 keine Absicht … starke Absicht		
☐ ja ☐ nein	Furchtlosigkeit vor Tod & Sterben	Beschreibe*:		
☐ ja ☐ nein	Suizidversuche	Anzahl:		
	Letzter Versuch (Wann: ....)	Beschreibe*:		
	Schwerster Versuch (Wann: ....)	Beschreibe*:		

Dokumentation: Risikoabschätzung (Erstabklärung)

☐ ja ☐ nein	Nichtsuizidale Selbstverletzung	Beschreibe*:		
☐ ja ☐ nein	Suizide i. d. Familie	Wer:		Wann:
Patienteneinschätzung Suizidgefahr		0 – 1 – 2 – 3 – 4 – 5 – 6 – 7 – 8 – 9 – 10 keine Gefahr starke Gefahr		
☐ ja ☐ nein	Alkoholkonsum	Beschreibe:		aktuelle Intoxikation ☐ ja ☐ nein
☐ ja ☐ nein	Drogenkonsum	Beschreibe:		aktuelle Intoxikation ☐ ja ☐ nein
☐ ja ☐ nein	Psychose	☐ lifetime ☐ aktuell	☐ Wahn ☐ Halluzination	Beschreibe:
☐ ja ☐ nein	Bewusstseinseintrübung	Beschreibe:		
☐ ja ☐ nein	Geistige Behinderung	Beschreibe:		
☐ ja ☐ nein	Agitiertheit	Beschreibe:		
Ressourcen		Beschreibe*:		
Ergänzende Kommentare:				

Dokumentation: Risikoabschätzung (Erstabklärung)

<table>
<tr><td rowspan="5">☐ ja ☐ nein</td><td>Stationäre Einweisung</td><td>☐ freiwillig</td><td>☐ unfreiwillig</td><td></td></tr>
<tr><td colspan="4">Transport: ☐ Taxi ☐ Familie/Freunde ☐ Krankenwagen ☐ Rettungswagen ☐ Polizei</td></tr>
<tr><td colspan="2">Betreuer*in informiert</td><td colspan="2">☐ ja ☐ nein
☐ keine Betreuung vorhanden</td></tr>
<tr><td colspan="2">Ärzt*in vom Dienst informiert</td><td colspan="2">☐ ja ☐ nein</td></tr>
<tr><td colspan="4">Aufnehmende Klinik:</td></tr>
<tr><td rowspan="3">☐ ja ☐ nein</td><td rowspan="2">Ambulante Weiterbehandlung</td><td colspan="3">Begründung:</td></tr>
<tr><td colspan="3">Absprachen:</td></tr>
<tr><td>Interventionen:
(z. B. Notfallplan)</td><td colspan="3"></td></tr>
<tr><td>☐ ja ☐ nein</td><td>Einbezug von Bezugspersonen</td><td colspan="3">Wer:</td></tr>
<tr><td>☐ ja ☐ nein</td><td>Telefonkontakt vereinbart</td><td colspan="3">Wann:</td></tr>
<tr><td colspan="2">Nächster Therapietermin:</td><td colspan="3"></td></tr>
<tr><td colspan="2">Rücksprache in Supervision/ Intervision</td><td colspan="3">Wann:
Wer:</td></tr>
<tr><td colspan="5">Ort und Datum:

....
Unterschrift

....</td></tr>
</table>

* Bei den Beschreibungen wörtliche Rede des/der Patient*in berücksichtigen

Dokumentation: Risikoabschätzung (Folgesitzungen)

Patient*in:		Therapeut*in:	Datum:
Sitzungs-Nr.:			Uhrzeit:
☐ ja ☐ nein	Suizidgedanken	Intensivierung ggü. letzter Sitzung: ☐ ja ☐ nein Beschreibe*:	
☐ ja ☐ nein	Suizidimpulse	Intensivierung ggü. letzter Sitzung: ☐ ja ☐ nein Beschreibe*:	
☐ ja ☐ nein	Suizidplan	Intensivierung ggü. letzter Sitzung: ☐ ja ☐ nein Beschreibe*:	
☐ ja ☐ nein	Suizidvorbereitungen	Intensivierung ggü. letzter Sitzung: ☐ ja ☐ nein Beschreibe*:	
☐ ja ☐ nein	Suizidabsicht	Intensivierung ggü. letzter Sitzung: ☐ ja ☐ nein Beschreibe*:	
☐ ja ☐ nein	Suizidversuch seit letzter Sitzung	Beschreibe:	
☐ ja ☐ nein	Nichtsuizidale Selbstverletzung	Intensivierung ggü. letzter Sitzung: ☐ ja ☐ nein Beschreibe*:	
Patienteneinschätzung Suizidgefahr		Intensivierung ggü. letzter Sitzung: ☐ ja ☐ nein Beschreibe*:	
☐ ja ☐ nein	Alkoholintoxikation:		
☐ ja ☐ nein	Drogenintoxikation:		
☐ ja ☐ nein	Psychotische Symptome:		
☐ ja ☐ nein	Bewusstseins-eintrübung	Beschreibe:	
☐ ja ☐ nein	Agitiertheit	Beschreibe:	
Ergänzende Kommentare:			

Dokumentation: Risikoabschätzung (Folgesitzungen)

<table>
<tr><td rowspan="5">☐ ja ☐ nein</td><td>Stationäre Einweisung</td><td>☐ freiwillig</td><td>☐ unfreiwillig</td><td></td></tr>
<tr><td colspan="4">Transport: ☐ Taxi ☐ Familie/Freunde ☐ Krankenwagen ☐ Rettungswagen
☐ Polizei</td></tr>
<tr><td colspan="2">Betreuer*in informiert</td><td colspan="2">☐ ja ☐ nein
☐ keine Betreuung vorhanden</td></tr>
<tr><td colspan="2">Ärzt*in vom Dienst informiert</td><td colspan="2">☐ ja ☐ nein</td></tr>
<tr><td colspan="4">Aufnehmende Klinik:</td></tr>
<tr><td rowspan="2">☐ ja ☐ nein</td><td>Ambulante Weiterbehandlung</td><td colspan="3">Absprachen:</td></tr>
<tr><td>Interventionen:</td><td colspan="3"></td></tr>
<tr><td>☐ ja ☐ nein</td><td>Einbezug von Bezugspersonen</td><td colspan="3">Wer:</td></tr>
<tr><td>☐ ja ☐ nein</td><td>Telefonkontakt vereinbart</td><td colspan="3">Wann:</td></tr>
<tr><td colspan="2">Nächster Therapietermin:</td><td colspan="3"></td></tr>
<tr><td colspan="2">Rücksprache in Supervision/
Intervision</td><td colspan="3">Wann:
Wer:</td></tr>
<tr><td colspan="5">Ort und Datum:

....
Unterschrift

....</td></tr>
</table>

* Bei den Beschreibungen wörtliche Rede des/der Patient*in berücksichtigen

AB 11 • P

Diary Card

Kalenderwoche: ………………

Tag	Leiden	Suizid-gedanken	Selbstverletzung		Alkohol/ Drogen	Schlaf	Positive Ereignisse	Körperliche Aktivität	Freude
	(0-5)	(0-5)	Drang (0-5)	Handlung (ja/nein)	(ja/nein)	(0-5)	Was?	Was?	(0-5)
Mo									
Di									
Mi									
Do									
Fr									
Sa									
So									

Suizidgedanken: 0 = keine, 1 = kaum, 2 = mäßig, 3 = drängend, 4 = sehr drängend, 5 = unmittelbarer Sterbewunsch
Leiden/Drang/Freude: 0 = keine, 1 = kaum, 2 = etwas, 3 = mittelmäßig, 4 = groß, 5 = sehr groß
Schlaf: 0 = kein Schlaf, 1 = sehr schlecht, 2 = schlecht, 3 = mittelmäßig, 4 = gut, 5 = sehr gut

Ressourcenpriming

Als Behandler*in muss man aufpassen, dass man sich von pervasiver Hoffnungslosigkeit suizidaler Patient*innen nicht »anstecken« lässt. Ressourcen der Patient*innen sollten hierzu über den Verlauf einer Therapie hinweg notiert werden. Zusätzlich ist zu überlegen, wie man diese in der Gestaltung der Therapiesitzungen bzw. in der Gestaltung der therapeutischen Beziehung nutzen kann. Es empfiehlt sich, die Ressourcenliste der Patient*innen vor jeder Sitzung kurz durchlesen.

Ressource[a]	**Worauf sollte ich in der Therapiegestaltung achten, um diese Ressource des/der Patient*in zu nutzen?**[b]	**Worauf sollte der/die Patient*in außerhalb der Sitzung achten, um mit dieser Ressource in Kontakt zu kommen?**[c]

[a] z. B. unterstützende Personen, Haustiere, Einstellungen, Eigenschaften, Fertigkeiten, Gewohnheiten
[b] z. B. im Sinne der motivorientierten Beziehungsgestaltung
[c] z. B. mit Blick auf Übungsaufgaben zwischen den Sitzungen

Information: Behandlung einer suizidalen Krise

Suizidalität ist normal und verbreitet

Sehr viele Menschen haben im Laufe ihres Lebens ernsthaft darüber nachgedacht, sich selbst zu töten. Manche beschäftigen sich auch immer wieder mit Suizidwünschen. Diese können in jedem Alter auftreten und betreffen Frauen gleichermaßen wie Männer. Die Möglichkeit einer Selbsttötung rückt in der Regel dann ins Blickfeld, wenn es zu plötzlichen und krisenhaften Veränderungen im Leben kommt, beispielsweise aufgrund des Verlusts einer geliebten Person, aufgrund finanzieller, familiärer und beruflicher Belastungen oder in Folge demütigender bzw. traumatischer Erfahrungen. Von besonderer Bedeutung ist das Ausbrechen einer psychischen Erkrankung. Lange Zeit behauptet man sich gegen das Leid und die Schwierigkeiten, aber irgendwann ist eine Grenze erreicht, über die hinaus nichts mehr ertragen und ausgehalten werden kann. Nachlassende Kraft und zunehmende Gefühle von Überforderung, Hoffnungs- und Sinnlosigkeit lassen den eigenen Tod als Ausweg erscheinen.

> **Wichtig**
>
> Als gedankliche Möglichkeit ist der Suizid in solchen Situationen sicher den wenigsten Menschen fremd.

Gleichzeitig ist es gut, dass Sie sich Hilfe geholt haben. Sie erwägen einen Schritt, der sich nicht rückgängig machen lässt: Möglicherweise wählen Sie hiermit eine endgültige Lösung für ein schwieriges, aber zu bewältigendes und damit vorübergehendes Problem. Gerade im Fall weitreichender Entscheidungen ist es gut, sich Zeit zu lassen und nicht vorschnell aus einer Stimmung heraus zu handeln.

> **Wichtig**
>
> Ein Suizid sollte niemandem wie ein Unfall passieren.

Was passiert in einer Behandlung?

Im Rahmen der Behandlung wird es zunächst darum gehen, einen Rahmen zu schaffen, der Ihnen eine gewisse Sicherheit gibt, sodass Sie Zeit haben, bei einer Entscheidung für oder gegen das Leben weiterzukommen. Wichtig wird es dabei sein, die Gründe, die derzeit für das Sterben sprechen, genauso wie die Gründe, die für das Weiterleben bzw. gegen das Sterben sprechen, vorurteilsfrei in den Blick zu nehmen. Sie werden einen Notfallplan für den Umgang mit drängenden Suizidimpulsen erstellen und Strategien entwickeln, um mit belastenden Symptomen umzugehen. Im Weiteren wird es zum einen darum gehen, solche Vorstellungen, Ideen und Überzeugungen, die die suizidale Krise anheizen, in den Blick zu nehmen, und zum anderen Spielräume in der Auseinandersetzung mit bestehenden Problemen auszuloten. Die Behandlung wird dabei an Ihre speziellen Bedürfnisse angepasst: In Abhängigkeit von individuellen Gegebenheiten werden Ihnen mehrere Termine pro Woche angeboten und/oder kurze telefonische Zusatzkontakte vereinbart.

Wann ist eine stationäre Behandlung zu empfehlen?

Nur dann, wenn Sie und Ihr*e Therapeut*in unsicher sind, ob Sie zu Hause ausreichend geschützt sind, wird eine Behandlung im Krankenhaus erwogen. Eine stationäre Behandlung kann gegenüber einer Behandlung außerhalb eines Krankenhauses verschiedene Vorteile aufweisen:

Information: Behandlung einer suizidalen Krise

(1) Ihre Sicherheit ist durchgängig gewährleistet.
(2) Sie bekommen eine Auszeit von alltäglichen Belastungen.
(3) Ihnen steht ein Team verschiedener Berufsgruppen (Ärzt*innen, Psycholog*innen, Sozialpädagog*innen, Sozialarbeiter*innen usw.) bei der Auseinandersetzung mit Ihren Schwierigkeiten zur Seite.
(4) Eine intensivere Behandlung ist möglich.

Die Entscheidung für eine stationäre Behandlung liegt bei Ihnen. Nur in ganz seltenen Fällen wird eine stationäre Unterbringung gegen den Willen einer/eines Betroffenen veranlasst. Die Voraussetzungen für einen solchen Schritt sind nur dann gegeben, wenn unmittelbare Suizidgefahr droht und davon auszugehen ist, dass die betroffene Person – aufgrund einer psychischen Ausnahmesituation – nicht mehr »weiß, was sie tut«. Ein*e Behandler*in, der/die in einer solchen Situation nicht handelt, macht sich strafbar. Wieder geht es darum, Unfälle zu verhindern.

Wichtig

Die grundsätzliche Möglichkeit eines Suizids wird Ihnen jedoch nie abhandenkommen – auch dann nicht, wenn Sie zwischenzeitlich im Krankenhaus behandelt werden sollten; nichts und niemand wird Sie abhalten können, wenn Sie sich einmal entschieden haben. Sie haben also nichts zu verlieren, aber viel zu bewahren und zu gewinnen – für sich selbst und die Menschen, die Sie lieben.

Versuchen Sie, die Behandlung in diesem Sinne für sich zu nutzen: Sagen Sie offen, wie es Ihnen geht, was Sie sich von der Behandlung wünschen und was Ihnen an der Behandlung missfällt. Sagen Sie Bescheid, wenn Sie den Eindruck haben, dass es nicht die richtige Behandlung für Sie ist, oder dass der/die Therapeut*in nicht der/die Richtige für Sie ist. Es gibt andere Behandlungsarten und es gibt andere Behandler*innen – und Ihr Leben sollte nicht daran scheitern, dass Sie sich in einer Behandlung unwohl fühlen.

Medikamentöse Behandlung von Suizidalität

Akute Suizidalität
Es gibt bislang kein Medikament, dessen Nutzen für die Behandlung von *akutem* suizidalem Erleben und Verhalten nachgewiesen werden konnte.
Antidepressiva. Es scheint nahezuliegen, dass Antidepressiva, d. h. Medikamente, die insbesondere zur Depressionsbehandlung eingesetzt werden, nicht nur einen Effekt auf die Stimmung haben, sondern auch gegen Suizidalität helfen. Dies ließ sich in Studien jedoch nie nachweisen, sodass in der nationalen Leitlinie zur Behandlung von Depressionen von einer gezielten Behandlung akuter Suizidalität mithilfe von Antidepressiva abgeraten wird (http://www.depression.versorgungsleitlinien.de/). Es ist aber möglich, andere Depressionssymptome (z. B. Traurigkeit, Ruhelosigkeit, Antriebslosigkeit) auch dann mithilfe von Antidepressiva zu behandeln, wenn jemand gleichzeitig unter Suizidalität leidet.

Wichtig

Sollten Antidepressiva erstmalig in einer suizidalen Krise eingenommen werden, dann braucht es eine engmaschige Betreuung und Beobachtung durch den/die behandelnde Ärzt*in! Manche Antidepressiva erzeugen während der Eindosierung Nebenwirkungen, die die Belastung zunächst steigern können. Im Zweifel sollte die Eindosierung daher während eines stationären Aufenthalts erfolgen.

Benzodiazepine. Ein antisuizidaler Effekt von Beruhigungsmitteln wurde bislang nicht nachgewiesen. Dennoch werden Benzodiazepine in akuten suizidalen Krisen oft eingesetzt. Sie können dabei helfen, Anspannung, Unruhe und Angst zu reduzieren. Oft werden sie dabei in Kombination mit einem Antidepressivum eingesetzt. Zu beachten ist aber, dass Benzodiazepine relativ schnell abhängig machen und daher nicht länger als 10 bis 14 Tage eingesetzt werden dürfen! Gleiches gilt auch für Schlafmittel, die in einer Krise vorübergehend eingenommen werden können, um einer weiteren Destabilisierung entgegen zu wirken.
Ketamin. Eine antisuizidale Wirkung von Ketamin wird derzeit noch untersucht. Ketamin ist ein Narkosemittel, das zunehmend in der Behandlung schwerer Depressionen eingesetzt wird. In ersten Studien konnte gezeigt werden, dass eine Ketamininfusion relativ rasch zum Abklingen von Suizidgedanken beiträgt. Unklar ist aber noch, ob Ketamin tatsächlich besser wirkt als andere Mittel, wie lang die Wirkung anhält und ob sich suizidales Verhalten durch Ketamin vorbeugen lässt. Zudem verträgt auch nicht jeder Ketamin gleichermaßen gut. Wenn überhaupt, dann wird eine Ketaminbehandlung aktuell nur im Forschungskontext und bei einer vollstationären Unterbringung durchgeführt werden.

Chronische Suizidalität
Zur Behandlung von *chronischem* suizidalem Erleben und Verhalten konnte eine antisuizidale Wirkung von Lithium nachgewiesen werden.
Lithium. Im Fall, dass Suizidgedanken über Jahre hinweg anhalten, oder es wieder und wieder zu Suizidversuchen kommt, sollte eine Medikation mit Lithium erwogen werden. Lithiumsalze werden vor allem in der Behandlung von bipolaren Störungen verwendet. In Studien zeigte sich wiederholt aber auch ein antisuizidaler Effekt von Lithium.

Medikamentöse Behandlung von Suizidalität

Wichtig

Lithium muss auf Grundlage von regelmäßigen Blutkontrollen sehr genau und individuell eingestellt werden, sodass eine entsprechende Behandlung nicht ganz einfach ist und nur vom Facharzt durchgeführt und (langfristig) begleitet werden sollte. Lithium eignet sich nicht für die akute Behandlung von Suizidalität.

Antipsychotika. Im Kontext psychotischer Störungen (Schizophrenie) konnte gezeigt werden, dass das Antipsychotikum Clozapin eine antisuizidale Wirkung hat. Da eine Clozapineinnahme jedoch mit erheblichen Nebenwirkungen einhergehen kann, müssen andere Behandlungsoptionen vor einer Eindosierung ausgeschöpft werden. Die Behandlung darf nur durch einen Facharzt erfolgen und es müssen regelmäßige Blutbildkontrollen vorgenommen werden.

Fazit

Ein Medikament, das verlässlich dabei hilft, akute suizidale Krisen zu überwinden, gibt es derzeit nicht. Kurzfristig lassen sich Medikamente nutzen, um Anspannung, Angst, Unruhe und Schlafstörungen zu begrenzen. Bei langanhaltenden Suizidgedanken kann eine Medikation mit Lithium erwogen werden.

3 Krisenintervention

Zusammenfassung

In diesem Kapitel werden zentrale Strategien der Krisenintervention bei suizidalen Patient*innen beschrieben. Im Einzelnen geht es um die Klärung von und Auseinandersetzung mit ambivalenten Motiven, Strategien zur Förderung von Selbstkontrolle, Möglichkeiten zum Umgang mit typischen (Krisen-)Symptomen und den Einbezug von Angehörigen. Ergänzt wird das Kapitel durch Entscheidungshilfen mit Blick auf das zu wählende Behandlungssetting und Hinweise zur (freiwilligen/unfreiwilligen) stationären Unterbringung.

In den allermeisten Fällen stehen Patient*innen der Möglichkeit eines Suizids ambivalent gegenüber (Harris et al., 2010): Auf der einen Seite gibt es den Wunsch zu sterben und auf der anderen Seite gibt es Wünsche an das Leben und/oder Ängste vor dem Tod. Im Rahmen der Krisenintervention geht es daher im ersten Schritt vielfach darum, diese Ambivalenz für Betroffene spürbar und Gründe, die (immer noch) für das Leben sprechen, wieder erlebbar zu machen. Orientieren lässt sich hierbei an Methoden der Motivierenden Gesprächsführung (Koban & Teismann, 2017). Im Fall, dass sich ein*e Patient*in im Gespräch (erstmal) gegen einen Suizid entscheidet, können veränderungsorientierte Interventionen zur Förderung der Selbstkontrolle zum Einsatz kommen: Vor dem Hintergrund einer breiten empirischen Befundlage zum Nutzen sogenannter Means Restriction-Methoden (Teismann & Glasow, 2021) sollte es immer darum gehen, den Zugang zu letalen Suizidmethoden zu begrenzen. Im therapeutischen Gespräch sollte daher abgesprochen werden, wie gefährliche Gegenstände (z. B. Rasierklingen, Medikamente, Giftstoffe) gesichert werden können. Grundsätze der Motivierenden Gesprächsführung sollten auch hierbei beachtet werden (Britton & Bryan, 2016). Als weitere Standardintervention im Umgang mit suizidalen Krisen gilt die Erstellung eines Notfallplans (Stanley & Brown, 2012). Beim Notfallplan handelt es sich um eine Liste von hierarchisch organisierten Strategien und Personen/Institutionen, die ein*e Patient*in im Fall einer suizidalen Zuspitzung anwenden bzw. kontaktieren kann. Alternativ lassen sich auch Antisuizidpakte vereinbaren bzw. Unterstützungspläne aufstellen. In weiteren Sitzungen sollten Patient*innen beim Management von krisenbedingten Übererregungssymptomen (Agitiertheit, Dissoziation, Hyperventilation, Schlafprobleme), anhaltendem Grübeln und/oder massivem Rückzugsverhalten unterstützt werden. Natürlich lassen sich ergänzend auch sämtliche der im Kapitel 4 »Psychotherapie suizidaler Patient*innen« beschriebenen Methoden im Sinne der Krisenintervention nutzen.

Im Fall, dass sich ein*e Patient*in glaubwürdig von einer Umsetzung suizidaler Gedanken distanzieren kann und diesbezüglich absprachefähig erscheint, kann eine ambulante Weiterbehandlung erfolgen. Es sollten in dieser Situation allerdings verschiedene Anpassungen (Sitzungsfrequenz erhöhen, Telefonkontakte vereinbaren) der therapeutischen Vorgehensweise erwogen werden. Im Fall, dass ein*e Patient*in sich zu Hause nicht ausreichend sicher fühlt bzw. bei unzureichender Distanzierung nicht absprachefähig erscheint, muss eine (freiwillige/unfreiwillige) stationäre Unterbringung erwogen werden.

Arbeitsmaterial

INFO 11 Ambivalenzklärung

AB 13 Gründe für und gegen das Sterben

Im Anschluss an die Risikoabschätzung und parallel zur weiteren Festigung der therapeutischen Beziehung geht es im Fall eines anzunehmenden Suizidrisikos darum, die Entscheidung der Patient*innen zum Suizid ins Wanken zu bringen. In dieser Phase kann sehr gut auf Strategien und Methoden aus dem Motivational Interviewing zurückgegriffen werden (Britton et al., 2011, 2020). Die Patient*innen werden dazu eingeladen, Gründe für bzw. gegen das Weiterleben sowie für bzw. gegen das Beenden des Lebens zusammenzutragen. Es geht darum, die suizidale Person mit ihrer eigenen Zwiespältigkeit in Kontakt zu bringen. Sie soll erleben, wie ein Suizid mit persönlichen Zielen und Werten in Konflikt steht. Dabei wird versucht, dass die Person selbst – und nicht der/die Therapeut*in – die Gründe vorbringt und vertritt, die für das Leben sprechen (»living talk«). Im Erfolgsfall verschiebt sich nach und nach die Überzeugung von »Es ist besser zu sterben« hin zur Überzeugung »Es könnte besser sein, weiterzuleben«. Dadurch kann der/die Patient*in die Entscheidung für sich zumindest probehalber treffen, nun gegen suizidale Impulse systematisch vorzugehen und therapeutische Hilfe konstruktiv anzunehmen. Ist die ambivalente Haltung des/der Patient*in zum Suizid exploriert und auch sichtbar expliziert, kann es in Ergänzung hilfreich und notwendig sein, die Motive/Wünsche, die vermeintlich mit einem Suizid angestrebt werden, mithilfe kognitiver Methoden in Frage zu stellen (**INFO 35** »Distanz zu belastenden Gedanken aufbauen«).

AB 14 Gründe zu leben

Die im Rahmen der Ambivalenzklärung identifizierten Gründe zu leben sollten auf einer sogenannten Bewältigungskarte (s. a. **AB 35** »Bewältigungskarten«) aufgelistet und für den/die Patient*in so jederzeit verfügbar gemacht werden. Alternativ kann natürlich auch eine Notizen-App im Smartphone verwendet werden.

AB 15 Notfallplan erstellen

AB 16 Notfallplan: Vorlage

Die Effektivität von Notfall- oder Sicherheitsplänen konnte in ersten Studien nachgewiesen werden (Bryan et al., 2017; Stanley et al., 2018), sodass die Erstellung solcher Pläne inzwischen als Standardintervention gilt. Bei der Erstellung des Notfallplans geht es nicht darum, möglichst viele Strategien und Personen aufzulisten, sondern darum, möglichst effektive Strategien zu benennen. Wichtig ist es zudem, dass Patient*innen den Notfallplan immer bei sich tragen – kleine Karten, die im Portemonnaie mitgeführt werden können, bieten sich daher an. In diesem Sinne kann die Vorlage in gefalteter Form (Ziehharmonikafaltung) genutzt werden. Zudem gibt es auch Apps zur Erstellung von Notfallplänen: *Krisen-Kompass* oder *SafetyPlan* (englischsprachige App).

INFO 12 Zugang zu letalen Mitteln begrenzen

AB 17 Checkliste: letale Mittel sichern

Die Zugangsbeschränkung zu letalen Mitteln gilt als weitere Standardintervention im Umgang mit suizidalen Patient*innen. Es wird angenommen, dass der positive Effekt von Zugangsbeschränkungen auf verschiedenen Wegen zustande kommt: Zum einen scheint das Zeitfenster, innerhalb dessen die höchste Gefahr für suizidale Handlungen besteht, nur von kurzer Dauer zu sein, d. h. es geht um wenige Minuten bis hin zu wenigen Stunden (Milner et al., 2017). Besteht in diesem Zeitfenster kein unmittelbarer Zugang zu einer Tötungsmethode, so erhöht sich die Chance, dass die Person überlebt. Zum anderen gibt es Hinweise darauf, dass Personen, die sich – innerhalb einer spezifischen suizidalen Krise – für eine Suizidmethode entschieden haben, nur selten auf eine andere Methode ausweichen (Deisenhammer et al., 2016). Angedachte Mittel sollten somit verschlossen, unzugänglich, weit weg aufbewahrt oder gänzlich beseitigt werden. Die Art der Zugangsbeschränkung sollte gemeinschaftlich mit den Patient*innen festgelegt werden; es scheint dabei günstig zu sein, eher von Sicherungsmaßnahmen als von Zugangsbeschränkungen zu sprechen (Stanley et al., 2017) und die zeitliche Begrenzung der Maßnahme offensiv zu betonen (Stanley et al., 2020).

AB 18 Unterstützungsplan

Der Einbezug von Angehörigen bietet sich in der Krisenintervention unter verschiedenen Gesichtspunkten an: Neben fremdanamnestischen Informationen zur Risikoabschätzung können soziale Unterstützungsangebote abgesprochen und dysfunktionale Kognitionen geklärt werden; zudem können

Angehörige/Freund*innen bei der Sicherung letaler Mittel assistieren. Unterstützungs- und Eingriffsmöglichkeiten sollten möglichst konkret und transparent abgesprochen werden. Im Einzelfall muss jedoch entschieden werden, ob der vertragsartige Charakter dieses Arbeitsblatts hilfreich ist oder lieber eine weniger formale Form der Absprache getroffen werden sollte.

AB 19 Antisuizidvertrag: Formulierungsvorschlag

In einem Antisuizidvertrag verspricht der/die Patient*in, sich in einem festgelegten Zeitraum nicht selbstgefährdend zu verhalten. Meist werden Nonsuizidverträge ergänzt durch Absprachen, dass der/die Patient*in sich bei aufkommenden Suizidwünschen an Freunde, Familienangehörige, den/die Therapeut*in oder andere Professionelle wendet – es werden also Notfallstrategien in den Vertrag integriert. Antisuizidverträge sollten daher alternativ und nicht ergänzend zu Notfallplänen verwendet werden. Vor dem Hintergrund weitreichender Kritik am Einsatz von Antisuizidverträgen (Rudd et al., 2006) weist Dorrmann (2005) sehr deutlich darauf hin, dass es beim Antisuizidvertrag weniger um das Endprodukt selbst geht, als um den Prozess der Vertragserstellung und der dabei ablaufenden Interaktion zwischen Patient*in und Therapeut*in. Dem/Der Patient*in soll die Vertragserstellung ein Gefühl der Sicherheit/Selbstwirksamkeit vermitteln. In akuten Krisensituationen sollte entsprechend auf die Nutzung von vorgefertigten Verträgen verzichtet werden! Vor diesem Hintergrund ist dieses Arbeitsblatt explizit als Formulierungshilfe und nicht als Vordruck zu verstehen.

INFO 13 Anspannung/Agitiertheit
INFO 14 Dissoziation
INFO 15 Hyperventilation
INFO 16 Antriebslosigkeit und Rückzug
INFO 17 Grübeln
INFO 18 Schlafstörungen
INFO 19 Albträume

In einer Krisensituation leiden Betroffene unter starken Symptomen, die zu einer Verschärfung der Krisensituation beitragen oder auch den Kern einer Krise ausmachen (Claus & Teismann, 2021; Galynker, 2017). Entsprechend benötigen Patient*innen zum Teil praktische und kurzfristig wirksame Hilfen im Umgang mit diesen Symptomen. In diesem Sinne lassen sich diese Infomaterialien nutzen. Selbstverständlich können in der Krisensituation keine Interventionen eingesetzt werden, die eines längeren Therapieprozesses bedürfen. Nichtsdestotrotz sollten die Symptome, unter denen Betroffene besonders leiden, bereits in der Krisensituation in den Behandlungsfokus genommen werden.

AB 20 Achtsamkeitsübung

Mit dem Ziel, suizidbezogene Grübelprozesse und/oder Symptomstress zu begrenzen bzw. einer Aktivierung suizidrelevanter kognitiver Inhalte entgegenzuwirken, lassen sich achtsamkeitsbasierte Interventionen einsetzen. Dieses Arbeitsblatt stellt eine Achtsamkeitsübung vor, die von Bryan und Rudd (2018) im Rahmen ihres Behandlungsprogramms für suizidale Patienten genutzt wird. Alternativ lassen sich auch Materialien zur inneren Achtsamkeit aus der Dialektisch-Behavioralen Therapie (DBT, Bohus & Wolf, 2018) oder der achtsamkeitsbasierten kognitiven Therapie (MBCT, Michalak et al., 2012; Williams et al., 2017) nutzen.

INFO 20 Hinweise zur ambulanten Weiterbehandlung
AB 21 Schweigepflichtentbindung

Im Fall, dass sich ein*e Patient*in glaubwürdig von Suizidhandlungen distanzieren kann und diesbezüglich absprachefähig erscheint, sollte eine ambulante Weiterbehandlung erfolgen. Dies gilt auch im Fall chronischer Suizidgedanken. Es sollten allerdings die auf diesem Informationsblatt beschriebenen Anpassungen der therapeutischen Vorgehensweise beachtet werden. Hierzu gehört auch, dass man günstigenfalls eine Schweigepflichtsentbindung gegenüber Angehörigen einholt.

INFO 21 Indikation stationäre Unterbringung
INFO 22 Ablauf: Freiwillige stationäre Unterbringung
INFO 23 Ablauf: Unfreiwillige stationäre Einweisung
INFO 24 Zwangsmaßnahmen: Rechtliche Situation

Im Fall, dass sich ein*e Patient*in nicht sicher von einer – zeitnah zu erwartenden – Umsetzung suizidaler Gedanken distanzieren kann bzw. nicht absprachefähig erscheint, ist der/die behandelnde Therapeut*in verpflichtet, eine stationäre Weiterbehandlung zu veranlassen. Die Informationsblätter informieren über Indikation, praktische Vorgehensweise und die rechtliche Situation.

INFO 25 Ausfüllhilfe: Akutbehandlung (PTV 12)
INFO 26 Ausfüllhilfe: Verordnung von Krankenhausbehandlung
INFO 27 Ausfüllhilfe: Verordnung einer Krankenbeförderung
INFO 28 Ausfüllhilfe: Verordnung häuslicher Krankenpflege I (Muster 12)
INFO 29 Ausfüllhilfe: Verordnung häuslicher Krankenpflege II (Behandlungsplan)

In den vergangenen Jahren wurden verschiedene Möglichkeiten und Kompetenzen geschaffen, die die Behandlung suizidaler Patient*innen für ambulante Psychotherapeut*innen deutlich erleichtert haben. Die verschiedenen Informationsblätter dienen dazu, sich einen schnellen Überblick zu verschaffen. Vertiefende Informationen zu einzelnen Angeboten können auf der Seite der Kassenärztlichen Bundesvereinigung (KBV) abgerufen werden: https://www.kbv.de/html/27068.php. Zu beachten ist, dass sich die Formulare im Laufe der Zeit ändern können (Stand der hier gemachten Angaben ist April 2021).

INFO 30 Umgang mit hochakuter Suizidalität (Person droht zu springen)

In der ambulanten psychotherapeutischen Arbeit ist man selten mit hochakuter Suizidalität, d. h. mit unmittelbar drohenden Suizidhandlungen, konfrontiert. Nichtsdestotrotz ist man gut beraten, sich auf einen entsprechenden Fall – zumindest theoretisch – vorzubereiten. Im stationär-psychiatrischen Setting und in Justizvollzugsanstalten müssen notfallpsychologische Maßnahmen bestenfalls vorab geprobt werden. Außerhalb des psychologisch-psychiatrischen Bereichs sind vor allem Notfallseelsorger*innen und Rettungskräfte mit hochakut-suizidalen Personen konfrontiert. Das Vorgehen im Fall hochakuter Suizidalität unterscheidet sich nicht grundsätzlich von der weniger akuten Krisenintervention; die Ziele »Beziehung herstellen« und »Zeit gewinnen« stehen hier jedoch stärker im Vordergrund. Es sollte ein offenes und maximal empathisches Gespräch angeboten werden und es sollte versucht werden, den Suizidenten (vorsichtig) in Kontakt mit ambivalentem Erleben zu bringen. Die hier dargestellten Informationen sind dabei nicht so zu verstehen, dass sie nur bei drohenden Sprungsuiziden befolgt werden sollten, sondern gelten natürlich auch, wenn Person kurz davorstehen, sich auf andere Weise das Leben zu nehmen.

INFO 31 Umgang mit einem Suizidversuch in der laufenden Behandlung

Ein Suizidversuch während einer laufenden Behandlung bedarf immer der besonderen therapeutischen Aufmerksamkeit. Das Informationsblatt fasst Punkte und Interventionen zusammen, die reflektiert und umgesetzt werden sollten. Ein Suizidversuch stellt kein Ausschlusskriterium für eine fortgesetzte ambulante Behandlung dar.

INFO 32 Informationen für Angehörige und Freund*innen I
INFO 33 Informationen für Angehörige und Freund*innen II: Mythen

Die Begleitung von Menschen in suizidalen Krisen ist für Angehörige belastend und verunsichernd; im Rahmen der Psychotherapie müssen die Bedürfnisse und Belange der Angehörigen daher immer mit in den Blick genommen werden. Zudem müssen Mythen entkräftet, praktische Hilfen besprochen und Grenzen der häuslichen Unterstützungsmöglichkeiten aufgezeigt werden (Teismann & Dorrmann, 2015).

Ambivalenzklärung

Suizidale Patient*innen befinden sich in aller Regel in einem langanhaltenden und intensiven Zustand der Ambivalenz: Auf der einen Seite steht der Wunsch zu sterben bzw. so nicht mehr leben zu wollen und auf der anderen Seite gibt es noch Wünsche an das Leben bzw. Ängste vor dem Sterben oder Totsein. Jeglicher Versuch, diese Ambivalenz zu schnell auf eine Entscheidung hin zu forcieren, schafft potenziell Distanz zwischen Therapeut*in und Patient*in und ist daher zu vermeiden. Achten Sie zudem auf eine ambivalenzfreundliche Sprache (»Einerseits … andererseits«, »Ein Teil möchte …, der andere Teil möchte …«, Sie möchten A *und* B.«) und lassen Sie sich Zeit dabei, ambivalentes Erleben zu explorieren. Notieren Sie die verschiedenen Motive – sichtbar für den/die Patient*in – auf Karteikarten und gestalten Sie die Exploration in den folgenden Schritten.

(1) Explorieren Sie Gründe für das Sterben

- Was ist es eigentlich genau, das Sie im Moment sagen lässt, es ist besser für mich, zu sterben?
- Welche Gründe führt der Teil von Ihnen, der für den Suizid ist, an?
- Welchen Vorteil hätte es für Sie derzeit, tot zu sein?
- Was für Dinge in Ihrem Leben veranlassen Sie, sich den Tod zu wünschen?
- Was erhoffen und versprechen Sie sich von einer Selbsttötung?

Hinweis: Lassen Sie sich Zeit bei der Exploration und begleiten Sie diese durch offene Fragen, aktives Zuhören, und Würdigungen (»Ich kann mir vorstellen, wie belastend das sein muss.«). Fokussieren Sie nicht vorschnell auf potenziell lebensbejahende Motive und stellen Sie die genannten Gründe zu sterben nicht in Frage! Fassen Sie alle Gründe zu sterben noch einmal zusammen, bevor Sie die Exploration fortsetzen.

(2) Explorieren Sie Gründe für das Leben bzw. gegen das Sterben

- Gibt es einen Teil in Ihnen, der nicht für das Sterben eintritt? Einen Teil, der zweifelt und den noch etwas mit dem Leben verbindet? Was verbindet diesen Teil mit dem Leben? ODER: Gibt es noch Hindernisse auf dem Weg zu einer Selbsttötung?
- Die Tatsache, dass Sie heute hier sind, zeigt, dass zumindest ein Teil in Ihnen noch etwas vom Leben möchte: Was könnte das sein? ODER: Was genau könnte Sie dazu veranlasst haben, hier heute von den Suizidgedanken zu erzählen?
- Auf einer Skala von 0 (gar nicht wichtig) bis 10 (extrem wichtig): Wie wichtig ist es Ihnen momentan, am Leben zu sein? Wenn der/die Patient*in nicht die 0 wählt: Was lässt Sie eine [Angabe des/der Patient*in] wählen und keine 0? Wenn der/die Patient*in die 0 wählt: Was müsste sich ändern, damit Sie eine höhere Zahl nennen könnten?

Hinweis: Vertiefen Sie die Auseinandersetzung durch aktives Zuhören (»Für Ihren Sohn ist es wichtig, dass Sie am Leben bleiben!«), Fragen nach konkreten Beispielen (»Was sind das eigentlich für Dinge, die Sie Ihrem Sohn noch mit auf den Weg geben möchten?«) oder mit der Bitte um weitere Aufklärung (»Was genau, befürchten Sie, würde schlimmstenfalls mit Ihrem Hund passieren?«) und helfen Sie dem/der Patient*in so, emotional mit wichtigen Gründen für das Weiterleben in Kontakt zu kommen.

(3) Zusammenfassung und Schlüsselfrage

Fassen Sie die Gründe für das Sterben und die Gründe für das Leben bzw. gegen das Sterben abschließend zusammen.

Ambivalenzklärung

> **Beispiel**
>
> »Es hört sich so an, als wären Sie zwischen zwei Zuständen hin- und hergerissen. Einerseits gestaltet sich Ihr Leben momentan (bzw. schon seit langem) sehr schwierig, sodass es nicht wenige Punkte gibt, die für einen Teil von Ihnen für das Sterben sprechen: … Und gleichzeitig gibt es Punkte, die (immer noch) gegen das Sterben sprechen: …«

Schließen Sie eine offene Frage danach, wie man nun mit den beiden Teilen umgehen könnte, an:

> **Beispiel**
>
> »Wie kann es aus Ihrer Sicht nun weitergehen?«
> »Wie wollen Sie mit diesen widersprüchlichen Motiven umgehen?
> UND: »Wenn Sie möchten, dann kann ich Sie genau dabei unterstützen!«

Hinweis: Wenn Sie darum gebeten werden, dann können Sie nun Informationen zu weiteren Behandlungsoptionen geben. Zudem können Sie – wenn es passend erscheint – kognitive Methoden einsetzen, um die Zwangsläufig- und Sinnhaftigkeit einzelner Motive zu sterben weiter infrage zu stellen. Schließlich sollten die Gründe für das Leben bzw. gegen das Sterben verschriftlicht werden (**AB 14** »Gründe zu leben«).

Gründe für und gegen das Sterben

Im Rahmen einer suizidalen Krise ist es normal, sich ambivalent zu fühlen und zu verhalten: Einerseits möchte man *so* nicht mehr leben und andererseits bestehen möglicherweise noch Vorbehalte gegenüber einer Selbsttötung. Gedanklich ist man hin- und hergerissen. Ambivalenz ist etwas, was wir alle im Alltag oft erleben und es ist kein Zeichen dafür, dass etwas nicht mit einem stimmt, sondern eine normale – wenngleich quälende – Begleiterscheinung von schwierigen Entscheidungen. Um in einer Phase der Ambivalenz weiterzukommen, ist es wichtig, sich sämtliche Überlegungen, Ziele und Wünsche gleichzeitig vor Augen zu führen.

(1) Gründe für das Sterben

Was spricht für Sie im Moment für das Sterben? Welchen Vorteil hätte es für Sie derzeit, tot zu sein? Was erhoffen und versprechen Sie sich von einer Selbsttötung?

Aspekte, die von anderen Betroffenen berichtet wurden:

- ☐ Ich wäre nicht länger eine Last für andere.
- ☐ Ich würde nicht länger verleumdet werden, sondern könnte meine Ehre wiederherstellen.
- ☐ Ich hätte endlich Ruhe (von meinen Gedanken/Gefühlen).
- ☐ Ich müsste mich nicht länger um … kümmern.
- ☐ Ich müsste mich selbst nicht länger ertragen.
- ☐ Ich würde verhindern, dass ich jemand anderem etwas antue.
- ☐ Die Einsamkeit wäre dann vorüber.
- ☐ Ich hasse mich selbst und habe es nicht anders verdient.
- ☐ Nur so kann ich für meine Taten sühnen.
- ☐ Es ist einfach egal, ob ich lebe oder tot bin.
- ☐ Wenn ich tot bin, wird es ihnen leidtun, was sie mir angetan haben.
- ☐ Ich verhindere ein langes, qualvolles Leiden.

....

....

(2) Gründe für das Weiterleben

Es könnte sein, dass Ihnen hierzu erstmal nicht viel einfällt – das ist ganz normal. In einer suizidalen Krise ist es sehr schwer, an solche Dinge auch nur zu denken. In der Regel ist der lebenswillige Teil nur sehr klein und wenig spürbar. Irgendetwas muss es aber geben, ansonsten hätten Sie sicher nicht von Suizidgedanken berichtet: Was genau könnte Sie dazu veranlasst haben? Wem fühlen Sie sich verbunden? Wem möchten Sie die Bürde Ihrer Selbsttötung nicht auferlegen? Welche Konsequenzen Ihrer Selbsttötung fürchten Sie? Gibt es Hindernisse, die einer Selbsttötung (noch) entgegenstehen?

Aspekte, die von anderen Betroffenen berichtet wurden:

- ☐ Ich mache mir Sorgen, dass wichtige Freund*innen/Verwandte durch meinen Suizid verstört werden könnten.
- ☐ Mein Glaube erlaubt es nicht.
- ☐ Ich habe Angst, dass sich niemand um mein Haustier kümmern kann (und es eingeschläfert wird).
- ☐ Meine Freund*innen/Familie könnte*n glauben, dass ich sie nicht geliebt habe.
- ☐ Ich will nicht, dass irgendjemand denkt, ich hätte gekniffen.

Gründe für und gegen das Sterben

- ☐ Manchmal habe ich noch Hoffnung, dass die Dinge sich noch zum Besseren wenden.
- ☐ Ich bin eigentlich jemand, der kämpft.
- ☐ Ein Suizid passt nicht zu dem Bild, das ich von mir habe.
- ☐ Ich möchte sehen, wie meine Kinder groß werden.
- ☐ Es käme mir vor wie ein Schuldeingeständnis.

....

....

(3) Gründe gegen das Sterben

Gründe, die gegen das Sterben vorgebracht werden, sind nicht gleichbedeutend mit Gründen, die für das Leben sprechen – gleichwohl sind sie oft sehr bedeutend. Gibt es Dinge, die für Sie gegen das Sterben sprechen? Dinge, die Sie bei einer Selbsttötung fürchten?

Aspekte, die von anderen Betroffenen berichtet wurden:

- ☐ Ich habe Angst vor dem Tod.
- ☐ Ich habe Angst davor, einen Suizidversuch zu überleben.
- ☐ Ich habe Angst vor den Schmerzen, die mit einer Selbsttötung verbunden sind.
- ☐ Ich habe Angst vor dem, was vielleicht danach kommt.
- ☐ Ich habe Angst davor, mit schweren körperlichen Schädigungen/Behinderungen weiterleben zu müssen.
- ☐ Die Endgültigkeit des Todes erschreckt mich.
- ☐ Ich fürchte, dass mein Tod niemanden interessieren würde.
- ☐ Ich habe Angst davor, in die Hölle zu kommen.
- ☐ Ich habe Angst davor, durch meine Selbsttötung Unbeteiligte zu traumatisieren.
- ☐ Ich habe es schon so oft probiert und glaube nicht, dass ich es je schaffen werde, wirklich zu sterben.
- ☐ Ich habe Angst davor, andere Leute bei meiner Selbsttötung in Gefahr zu bringen.
- ☐ Ich habe Angst vor der Angst und der Einsamkeit während eines Suizidversuchs.

....

....

Fazit

Offensichtlich gibt es (mindestens) zwei Teile in Ihnen, die mehr oder weniger berechtigte Gründe und Wünsche vorzutragen haben. Wie ist nun damit umzugehen? Der lebensunwillige Teil kann die Wünsche des lebenswilligen Teils nicht erfüllen: Ein Suizid führt für beide Teile zum Tod. Geben Sie sich daher (noch etwas) Zeit und treffen Sie keine vorschnelle Entscheidung. Und achten Sie darauf, dass Sie die Gründe für das Leben bzw. gegen das Sterben nicht vergessen. (In Bezug auf die Gründe für das Sterben besteht diese Gefahr zumeist nicht.)

AB 14 • P

Gründe zu leben

In suizidalen Krisen fällt es oft schwer, sich an die Dinge zu erinnern, die weiterhin für das Leben und/oder gegen das Sterben sprechen. Es ist daher hilfreich, sich diese Aspekte aufzuschreiben und immer wieder durchzulesen. Zu diesem Zweck kann die untenstehende Vorlage genutzt werden. Denken Sie auch daran, diese immer wieder zu ergänzen, wenn Ihnen weitere Aspekte einfallen sollten.

Meine Gründe zu leben:	Meine Gründe, *nicht* zu sterben:

Notfallplan erstellen

(1) Identifikation von Warnzeichen einer suizidalen Krise

Woran werden Sie merken, dass Sie den Notfallplan einsetzen sollten? Was sind Anzeichen dafür, dass es gefährlich für Sie wird?

- ☐ Ich merke, dass ich länger als 10 Minuten über die Methoden nachdenke, mit denen ich mich umbringen könnte.
- ☐ Ich steigere mich in zunehmenden Selbsthass hinein.
- ☐ Ich merke, dass ich meine Gedanken, mich umzubringen, nicht mehr bekämpfe.
- ☐ Ich glaube immer mehr, dass ich nie ein glücklicheres Leben führen werde.
- ☐ Ich grüble und werde zunehmend hoffnungsloser.
- ☐ Ich gewinne zunehmend den Eindruck, meine Situation nicht mehr aushalten zu können.
- ☐ Ich werde zunehmend überzeugter davon, dass es anderen besser ginge, wenn ich nicht mehr leben würde.
- ☐ Ich spüre eine abrupte Intensivierung von Suizidgedanken, -wünschen

....

....

....

....

(2) Bewältigungsstrategien, die unabhängig von anderen Personen genutzt werden können

Was können Sie für sich alleine tun, um die Gedanken nicht in die Tat umzusetzen? Was hilft Ihnen dabei, sich zu beruhigen – und sei es auch nur für eine kurze Zeit? Was hat Ihnen in der Vergangenheit geholfen?

☐ kalt duschen	☐ Serien/Videos/Filme gucken	☐ Chilischote kauen
☐ Schokolade essen	☐ Spazierengehen	☐ kochen
☐ Musik hören	☐ Joggen	☐ ins Fitnessstudio gehen
☐ aufräumen, putzen	☐ Eiswürfel in den Mund	☐ Kopf in kaltes Wasser tauchen
☐ Wäsche machen	☐ Ammoniak zufächeln	☐ beten
☐ ins Bett legen	☐ warmes Bad nehmen	☐ Bedarfsmedikation einnehmen
☐ mit Haustieren kuscheln	☐ Entspannungs-CD hören	☐ einkaufen
☐ Computerspiele	☐ Meditieren/Yoga	☐ mir selbst Mut zusprechen

....

....

....

Notfallplan erstellen

(3) Personen und soziale Situationen aufsuchen, die einen ablenken

Gibt es Personen, die Ihnen dabei helfen können, auf andere Gedanken zu kommen? Sie müssen diesen nichts von Ihren Suizidgedanken erzählen.

Name: .... Tel.-Nr.: ....

Name: .... Tel.-Nr.: ....

Name: .... Tel.-Nr.: ....

Name: .... Tel.-Nr.: ....

Name: .... Tel.-Nr.: ....

Gibt es Orte, die Sie aufsuchen können – Orte, die Ihnen ein Gefühl der Sicherheit vermitteln und an denen Sie unter Menschen sind?

- ☐ Cafés
- ☐ Restaurants
- ☐ Kirchen
- ☐ Stadtbücherei
- ☐ Museen
- ☐ Fitnessstudio
- ☐ Kino
- ☐ Buchläden
- ☐ Schwimmbad/Sauna
- ☐ Einkaufszentrum

....

....

....

....

Notfallplan erstellen

(4) Personen, die gezielt um Hilfe gebeten werden können
Wen von Ihren Freund*innen, Bekannten und Familienmitgliedern können Sie in einer Krisensituation um Hilfe bitten? Wer kann Sie unterstützen und mit wem können Sie über Ihre Schwierigkeiten sprechen?

Name: .... Tel.-Nr.: ....

Name: .... Tel.-Nr.: ....

Name: .... Tel.-Nr.: ....

Name: .... Tel.-Nr.: ....

Name: .... Tel.-Nr.: ....

(5) Kontakte zu professionellen Hilfsstellen
An welche Stellen können Sie sich wenden, wenn private Kontakte nicht mehr ausreichen?

Psycholog*in	Name: .... Tel.-Nr. ....
Hausärzt*in	Name: .... Tel.-Nr. ....
Psychiater*in	Name: .... Tel.-Nr. ....
Telefonseelsorge	0800/111 0 111 und 0800/111 0 222
Psychiatrische Klinik	Anschrift: ....
Notarzt	112

Wichtig • Bitte beachten!

(1) Schreiben Sie nur Dinge auf die Liste, die Ihnen wirklich zur Verfügung stehen oder die Sie gut beherrschen. Wenn Sie beispielsweise noch nie eine Entspannungs-CD genutzt haben, dann ist die Notfallsituation nicht die beste Situation, um damit zu beginnen.
(2) Sagen Sie den Personen, die Sie in Ihren Notfallplan aufgenommen haben, dass Sie dies getan haben und fragen Sie einmal nach, ob es wirklich okay ist, wenn Sie sich in der Zeit der Krise bei Ihnen melden – auch wenn dies spät am Abend oder sehr früh am Morgen sein sollte.
(3) Wenn Sie noch nie in einer psychiatrischen Klinik gewesen sein sollten, dann fahren Sie einmal bei der lokalen Psychiatrie vorbei, um zu wissen, wo Sie im Notfall hinmüssen.
(4) Achten Sie darauf, dass Sie den Notfallplan – in der Zeit der Krise – immer dabeihaben.

Notfallplan: Vorlage

Warnzeichen

Strategien: alleine

Orte und Personen

Hilfspersonen

Name:

Tel.:

Name:

Tel.:

Name:

Tel.:

Institutionen

Telefonseelsorge: 0800/111 0 111 und 0800/111 0 222

Notarzt: 112

Zugang zu letalen Mitteln begrenzen

Psychoedukation

(1) Suizidabsichten können sich innerhalb kürzester Zeit intensivieren. In einem suizidalen Zustand kann es schwer sein, Emotionen und Impulse zu kontrollieren.

(2) Ein leichter Zugriff auf tödliche Mittel stellt daher ein erhebliches Risiko dar.

(3) Ein (zeitweilig) verminderter Zugriff auf tödliche Mittel kann verhindern, dass einem ein Suizid wie ein Unfall geschieht.

Absprachen treffen

(1) Suizidmittel entweder
 (a) vollständig beseitigen/wegwerfen oder
 (b) einer Vertrauensperson übergeben oder
 (c) an einem nicht leicht erreichbaren Ort verschließen.

(2) Motivierungsstrategien nutzen, um die Bereitschaft zur Mitarbeit zu erhöhen. Nicht mit dem/der Patient*in streiten!

(3) In Bezug auf Schusswaffen gilt (für die Zeit der Krise):
 (a) Wenn möglich auf der Arbeitsstelle oder im Verein lassen (und nicht mit nach Hause nehmen).
 (b) Sämtliche Schusswaffen in einem verschlossenen Waffenschrank aufbewahren.
 (c) Jegliche Munition aus dem Haus entfernen.
 (d) Die Waffe mit einem Abzugsschloss sichern oder durch eine*n Bekannte*n auseinandernehmen lassen.

Einbezug von Angehörigen

Familienmitglieder oder Freunde – wenn möglich – einbeziehen, um den/die Betroffene*n bei der Sicherung der Umgebung zu unterstützen.

AB 17 • P

Checkliste: letale Mittel sichern

Um zu verhindern, dass Ihnen ein Suizid wie ein Unfall widerfährt, empfiehlt es sich, genau darauf zu achten, dass die angedachten Suizidmittel nicht unmittelbar verfügbar sind. Bestenfalls sollten die Mittel vollständig beseitigt werden; alternativ können sie auch Freund*innen/Angehörigen oder Ihrer/Ihrem Therapeut*in – für die Zeit der Krise – übergeben werden. Nun können Sie sicherlich nicht alle möglichen todbringenden Mittel aus Ihrer Umgebung verbannen. Sie sollten aber sehr sorgfältig darauf achtgeben, dass die Mittel, die für Sie in Frage kommen, nicht ohne Weiteres verfügbar sind.

Suchen Sie sich jemanden, der Ihnen dabei hilft, Ihre Umgebung zu sichern. Jemanden, der …

- Ihre Medikamente an sich nimmt und Ihnen in der Zeit der Krise immer nur Medikamente für ein paar Tage aushändigt,
- Messer, Rasierklingen oder andere scharfe Gegenstände an sich nimmt,
- Alkohol und Drogen beseitigt,
- den Zugang zum Auto begrenzt bzw. die Autoschlüssel an sich nimmt,
- das ausgewählte Seil an sich nimmt,
- Schusswaffen sichert und alle Munition aus dem Haus schafft,
- Sie daran erinnert, bestimmte Orte (Brücken, Gleise, Hochhäuser) zu meiden,
- Ihnen dabei hilft, ungünstige Internetprogramme (zeitweise) zu sperren.

Wichtig

Möglicherweise kommen Ihnen diese Vorschläge absurd vor – all diese Mittel lassen sich letztlich leicht und schnell neu besorgen. Das ist absolut richtig (und genau aus diesem Grund läuft Ihnen die Möglichkeit einer Selbsttötung auch gar nicht weg) – der Nutzen dieser Vorsichtsmaßnahme besteht ausschließlich darin, dass Sie nicht aus einer momentanen Stimmung heraus handeln können. Einem trockenen Alkoholiker würden sie wahrscheinlich auch nicht empfehlen, einen Alkoholvorrat im Haus zu behalten.

Unterstützungsplan

Dinge, die ich tun kann, um .... in der aktuellen Krise zu unterstützen

(1) Ich ermutige und unterstütze sie/ihn auf die folgende Weise:

....

....

(2) Ich helfe ihm/ihr dabei, ihren/seinen Notfallplan zu nutzen.

(3) Ich erlaube ihr/ihm, sich jederzeit (auch nachts) zu melden, wenn sie/er meine Unterstützung benötigt.

(4) Ich stelle sicher, dass sie/er so gut wie möglich geschützt ist, indem ich:

- ☐ darauf achtgebe, dass jemand während und nach einer Krise zur emotionalen Unterstützung zur Verfügung steht,
- ☐ dabei helfe, den Zugang zu tödlichen Mitteln einzuschränken (z. B. in dem ich Tabletten, Messer, Waffen, Rasierklingen, Autoschlüssel usw. an mich nehme)
- ☐ den Umgang mit Personen, die zu einer Verschärfung der Krise beitragen, einschränke,
- ☐ bei der aktiven Auseinandersetzung mit anstehenden Problemen unterstütze,
- ☐ bei der Alltagsbewältigung helfe,
- ☐ versuche, zur Umsetzung positiver Aktivitäten zu motivieren und
- ☐ darauf achtgebe, dass notwendige Medikamente weiterhin eingenommen werden.

(5) Im Fall einer sich zuspitzenden Krise werde ich folgende Schritte unternehmen

☐ Psychotherapeut*in kontaktieren. Name: .... Tel-Nr.: ....

☐ Ärzt*in kontaktieren. Name: .... Tel-Nr.: ....

☐ .... in die notfallaufnehmende Klinik bringen:

Name: ....

Anschrift: ....

☐ Notärzt*in kontaktieren: 112

(6) Zusätzliche Vereinbarungen:

....

....

Dieser Plan gilt bis zum .... (Datum)

....	....	....
Unterschrift Unterstützer*in	Unterschrift Patient*in	Unterschrift Behandler*in

AB 19 • T

Antisuizidvertrag: Formulierungsvorschlag

Wichtig

Es handelt sich hierbei um einen Formulierungsvorschlag, der bitte gemeinsam mit dem/der Patient*in erarbeitet werden sollte. Dieses Blatt sollte nicht als Vordruck verwendet werden.

Ich werde bis zur nächsten Sitzung am .... (Datum, Uhrzeit) am Leben bleiben und mein Leben auch nicht unabsichtlich in Gefahr bringen, egal, was passiert und egal, wie ich mich fühle.

Wenn ich es nicht mehr aushalte, werde ich mich schützen, indem ich …

....

....

....

....

....

....

Wenn ich sicher bin, dass ich alle meine Möglichkeiten, am Leben zu bleiben und mich von einer Selbsttötung abzuhalten, ausgeschöpft habe, habe ich das Recht, mein*e Therapeut*in

.... anzurufen und um einen Termin zu bitten.

Herr/Frau .... verpflichtet sich, diesen Termin spätestens innerhalb von .... Tagen einzurichten.

....

Ort/Datum Unterschrift

nach Dorrmann, 2018

Anspannung/Agitiertheit

Im Rahmen krisenhafter Zuspitzungen leiden viele Betroffene unter massiven Anspannungszuständen, die in der Regel phasenhaft auftreten und oftmals mit starker innerer Unruhe (auch als Agitiertheit bezeichnet) bzw. panikartigen Zuständen einhergehen. Verschiedene Strategien eignen sich, um mit solchen Hochstresszuständen umzugehen. Diese Strategien werden oft als »Skills« (dt. Fertigkeiten) bezeichnet. Skills lösen keine Probleme – sie versetzen einen aber in die Lage, wieder klarer zu denken und so besonders extreme seelische Tiefs oder extremen »Psychostress« zu überstehen.

(1) Skills zur Bewältigung von akuter Anspannung

Unter Hochstress, d. h. in Situationen, in denen Sie zunehmend den Eindruck haben, den Bezug zur Realität zu verlieren, eignen sich insbesondere solche Strategien oder Skills, die die Aufmerksamkeit nach außen lenken und starke Sinnesreize nutzen. Im Folgenden finden Sie eine Zusammenstellung entsprechender Skills. Am besten lesen Sie alle der im Folgenden vorgeschlagenen Skills durch und probieren 5 bis 10 aktiv aus. Ziel ist es, am Ende 5 hilfreiche Skills zu haben und im Rahmen massiver Anspannung einzusetzen.

Fühlen	
☐	Igelball in der Hand halten/über den Arm rollen
☐	Igelball/Tennisball unter die Füße (ohne Schuhe) legen und darüber rollen
☐	Kühlpack auf den Unterarm, Stirn, Nacken, oder die Füße legen (Kühlpack in ein Tuch einwickeln)
☐	kaltes Wasser über Hände/Gesicht laufen lassen
☐	kalt duschen
☐	Kälte (Migräne-)Brille aufsetzen
☐	Katzenstreu in die Schuhe legen
☐	etwas kneten (Stressball, Ton, Knete)
☐	Gummiband auf die Haut flitschen
☐	mit dem gesamten Körper Kontakt zur Wand / zum Boden aufnehmen
Schmecken	
☐	in Ingwer beißen
☐	Chili (Schote, Gummibärchen, Schokolade) kauen
☐	in eine Zitrone beißen
☐	Meerrettich essen
☐	Tabasco auf die Zunge träufeln
☐	Minzöl auf die Zunge träufeln
☐	Wasabi-Paste essen
Sehen	
☐	Augen bewegen (nicht auf einen Punkt starren)

☐	einfache Computerspiele spielen
☐	5 Dinge benennen, die man sieht
Riechen	
☐	Ammoniak zufächeln
☐	Meerrettich im Glas riechen
☐	Tigerbalsam riechen
☐	Sambal Olek riechen
Hören	
☐	laute, knallende oder pfeifende Geräusche direkt am Ohr produzieren
☐	Kopfhörer aufsetzen und aufmunternde, rhythmische Musik hören

Seltsame Methoden, werden Sie vielleicht denken, aber finden Sie selbst heraus, was Ihnen hilft. Für viele ist es hilfreich – in Krisenzeiten – fünf »Hochstress-Skill-Zutaten« ständig mit sich zu führen, sodass sie die Techniken jederzeit einsetzen können, wenn es darauf ankommt. Durch zu häufigen Einsatz können sich die Skills »abnutzen«, Sie sollten die entsprechenden Strategien daher nicht ständig einsetzen, sondern nur dann, wenn Sie unter massiver Anspannung stehen.

(2) Skills zur Beruhigung
Außerhalb von akuten Hochstressphasen lassen sich Skills zur Beruhigung einsetzen, um belastende Gefühle abzuschwächen. Das sind Bewältigungstechniken, die weniger starke Reize beinhalten und eher angenehme Zustände erzeugen.

☐ Sehen Sie sich aufmerksam Fotos mit schönen Erinnerungen an.

☐ Nehmen Sie ein Bad.

☐ Riechen Sie an Ihrem Lieblingsparfüm.

☐ Essen Sie von Ihrer Lieblingsschokolade.

☐ Beschäftigen Sie sich mit einem Haustier.

☐ Meditieren Sie oder machen Sie Yogaübungen.

☐ Konzentrieren Sie sich auf Ihren Atem.

☐ Machen Sie eine Entspannungsübung.

☐ Gehen Sie in den Wald und achten Sie auf die Umgebungsgeräusche (Blätterrascheln, Tiere usw.), berühren Sie die verschiedenen Oberflächen der Bäume, Steine, Blätter usw., riechen Sie am Laub, an Blüten, an der Rinde, den Waldboden usw.

☐ Ermutigen Sie sich selbst: »Ich kann es aushalten, es wird nicht ewig andauern. Ich werde es schaffen, so wie ich Vieles in der Vergangenheit schon geschafft habe.«

Gefühle lassen sich schließlich auch dadurch abschwächen, dass man das Gegenteil von dem macht, was das Gefühl einem nahelegt. Der einfachste Schritt ist hierbei immer die Kontrolle der Atmung. So gehen die meisten intensiven Gefühle entweder mit einer Beschleunigung oder einer Blockade der Atmung einher – entsprechend ist es grundsätzlich hilfreich, die Atmung zu verlangsamen bzw. zu regulieren. Verschiedene Techniken der Atementspannung lassen sich hierzu nutzen. Eine sehr einfache Methode besteht darin, eine ruhige Körperhaltung einzunehmen und (wenn möglich) die Augen zu schließen:

Übung

Legen Sie Ihre Hand auf Ihren Bauch und atmen Sie dann langsam ein, während Sie gleichzeitig gedanklich bis 5 zählen. Dabei sollten Sie spüren, wie sich Ihre Bauchdecke (nicht die Brust) hebt. Halten Sie für einen Moment den Atem an und atmen Sie schließlich langsam und ruhig aus, während sie gedanklich bis mindestens 7 zählen. Erst dann atmen Sie wieder ein und zählen wieder bis 5 usw.

Das Gegenteil von dem tun, was das Gefühl einem nahelegt, kann auch so aussehen, dass man eine dem Gefühl entgegengesetzte Körperhaltung einnimmt. Viele Gefühle legen eine bestimmte Körperhaltung, Mimik und Bewegungsart nahe: Wenn man sich traurig fühlt, dann bewegt man sich beispielsweise langsamer, nimmt eine gebeugte Körperhaltung ein und weist eine starre Mimik auf. Es ist bekannt, dass genau diese Körperhaltungen die traurige Stimmung noch verstärken, während entgegengesetzte Bewegungen und Haltungen die traurige Stimmung abschwächen. Es kann also gerade in einem depressiven Zustand sehr hilfreich sein, bewusst eine aufrechte Körperhaltung einzunehmen. Bewegen Sie sich zügig und heben Sie den Kopf. Schauen Sie in die Gesichter der Menschen und schenken Sie Ihnen freundliche Blicke, auch wenn ein Lächeln noch nicht möglich sein wird.

(3) Skills zur Ablenkung

Zur Beruhigung der Gedanken und Gefühle lassen sich schließlich auch sogenannte Skills zur Ablenkung verwenden. Eine ablenkende Wirkung ist vor allem von solchen Aktivitäten zu erwarten, die die Aufmerksamkeit tatsächlich absorbieren. Lustlos durchs Fernsehprogramm zu zappen ist hierbei sicher weniger hilfreich als einen kurzen Clip der eigenen Lieblingsband oder Lieblingsserie zu gucken. Letztlich sind die Dinge, die Ablenkung verschaffen können, von Person zu Person unterschiedlich. Grundsätzlich empfiehlt es sich, immer wieder für Abwechslung hinsichtlich der gewählten Ablenkungsstrategien zu sorgen, da vor allem Neues die Aufmerksamkeit bindet.

- ☐ etwas Interessantes lesen
- ☐ einen spannenden Film ansehen
- ☐ mit Interesse fernsehen
- ☐ bewusst Musik/Radio/Hörbücher hören
- ☐ Computerspiele spielen
- ☐ kochen (neue Rezepte ausprobieren)
- ☐ jemanden anrufen

Anspannung/Agitiertheit

In vielen Fällen ist es hilfreich, sich nicht nur gedanklich oder eher passiv (durch Lesen, Fernsehen etc.) abzulenken, sondern körperlich aktiv zu werden. Es lässt sich vermuten, dass körperliche Aktivität biochemische Vorgänge in Gang setzt, die einem dabei helfen, die eigene Stimmung zu stabilisieren. Wieder eignen sich besonders solche Tätigkeiten, die die ganze Aufmerksamkeit in Anspruch nehmen, weil sie interessant, spannend oder herausfordernd sind.

- ☐ Spazierengehen
- ☐ Musik machen
- ☐ Gartenarbeit
- ☐ Hausarbeit
- ☐ Wohnung umräumen
- ☐ Tanzen
- ☐ Freunde treffen
- ☐ Jonglieren
- ☐ Sport

Fazit

In Bezug auf die Anwendung sämtlicher Skills müssen Sie darauf achten, dass Sie

- diese tatsächlich nutzen, wenn es drauf ankommt;
- lange genug dabeibleiben, sodass die Skills eine Chance haben zu wirken;
- diese von Zeit zu Zeit variieren, sodass sie wirklich Ihre Aufmerksamkeit binden und damit wirksam bleiben.

Dissoziation

Im Kontext von schwerwiegenden Belastungen leiden viele Betroffene unter sogenanntem Dissoziationserleben. Das heißt, sie leiden unter einem Gefühl des Unwirklichen und der Fremdheit: Alles wirkt wie durch Watte, weiter weg und in der Zugänglichkeit verändert, man fühlt sich wie betäubt, hat ein verändertes Zeitgefühl und/oder kann seinen Körper nicht mehr spüren. Entsprechende Erlebnisse sind *kein* Zeichen dafür, dass etwas mit einem nicht stimmt oder dass man verrückt wird! Es handelt sich um ein unangenehmes, aber häufiges und ungefährliches Stresssymptom. Manche bekommen in Stresssituationen Magenprobleme – andere erleben eben Dissoziationen.

Zur Bewältigung oder zur Linderung von Dissoziationssymptomen bietet sich die Anwendung sogenannter »Skills« an. Geeignet sind dabei insbesondere solche Skills, die die Aufmerksamkeit nach außen lenken und starke Sinnesreize nutzen. Im Folgenden finden Sie eine Zusammenstellung entsprechender Skills. Am besten lesen Sie alle vorgeschlagenen Skills durch und probieren 5 bis 10 aktiv aus.

Ziel ist es, am Ende 5 hilfreiche Skills zu haben und im Fall drohender oder einsetzender Dissoziation einzusetzen.

Fühlen	
☐	Igelball in der Hand halten/über den Arm rollen
☐	Igelball/Tennisball unter die Füße (ohne Schuhe) legen und darüber rollen
☐	Kühlpack auf den Unterarm, Stirn, Nacken, oder die Füße legen (Kühlpack in ein Tuch einwickeln)
☐	kaltes Wasser über Hände/Gesicht laufen lassen
☐	kalt duschen
☐	Kälte (Migräne-) Brille aufsetzen
☐	Katzenstreu in die Schuhe legen
☐	etwas kneten (Stressball, Ton, Knete)
☐	Gummiband auf die Haut flitschen
☐	mit dem gesamten Körper Kontakt zur Wand / zum Boden aufnehmen
Schmecken	
☐	in Ingwer beißen
☐	Chili (Schote, Gummibärchen, Schokolade) kauen
☐	in eine Zitrone beißen
☐	Meerrettich essen
☐	Tabasco auf die Zunge träufeln
☐	Minzöl auf die Zunge träufeln
☐	Wasabi-Paste essen
Bewegung/Körperspannung	
☐	im Sitzen/Stehen die Muskeln anspannen

Dissoziation

☐	aufstehen und umherlaufen
☐	auf der Stelle hüpfen
☐	auf einer Balancierscheibe stehen
☐	sich wiederholt auf die Zehenspitzen stellen
☐	sich in einen Türrahmen stellen, Arme nach links und rechts ausstrecken und fest gegen den Rahmen drücken (als würde man die Tür auseinander drücken wollen)
☐	Seilspringen
☐	Liegestütze
Sehen	
☐	Augen bewegen (nicht auf einen Punkt starren)
☐	einfache Computerspiele spielen
☐	5 Dinge benennen, die man sieht
Riechen	
☐	Ammoniak zufächeln
☐	Meerrettich im Glas riechen
☐	Tigerbalsam riechen
☐	Sambal Olek riechen
Hören	
☐	laute, knallende oder pfeifende Geräusche direkt am Ohr produzieren
☐	Kopfhörer aufsetzen und aufmunternde, rhythmische Musik hören
☐	5 Dinge benennen, die man hört
☐	laut den eigenen Namen aussprechen
Konzentriertes Wahrnehmen und Handeln	
☐	Benennen des gegenwärtigen Ortes, des Datums, des Jahres
☐	sich auf Dinge in der Umgebung konzentrieren
☐	5-4-3 Methode: 5 Dinge in der Umgebung benennen, die man sieht, anschließend 5 Dinge benennen, die man hört; 4 Dinge in der Umgebung benennen, die man sieht, anschließend 4 Dinge benennen, die man hört; 3 Dinge in der Umgebung benennen, die man sieht, 3 Dinge benennen, die man hört
☐	mit einem Flummi spielen (Hände abwechseln und Flummi abwechselnd auf den Boden und an die Wand werfen)
☐	Hirn-Flick-Flacks (z. B. Kreuzworträtsel, rückwärts in 13er-Schritten zählen, Rechenaufgaben)

Dissoziation

Zur Vorbeugung von Dissoziationssymptomen ist es zudem wichtig, auf eine ausreichende Ernährung und Trinkmenge zu achten. Sowohl eine unzureichende Ernährung als auch eine zu geringe Trinkmenge senken die Schwelle für entsprechende Symptome und erhöhen entsprechend die Gefahr, dass es unter Anspannung zu Gefühlen des Unwirklichen und Irrealen kommt.

Tipp

Als Richtwert für ein normales Essverhalten kann Folgendes gelten: 3 bis 4 Mahlzeiten am Tag, eine warme Mahlzeit pro Tag, täglich Obst und Gemüse. Als Richtwert für eine ausreichende Trinkmenge gelten 2 bis 3 Liter am Tag. Nutzen Sie kleine Erinnerungsstützen (z. B. Handyalarm), um sich an die Notwendigkeit einer ausreichenden Ernährung und Trinkmenge zu erinnern.

INFO 15 • P

Hyperventilation

Hyperventilation bedeutet, dass man mehr Luft eingeatmet hat, als der Körper gerade braucht. Man atmet zu schnell oder zu tief ein. Hyperventilation tritt im Rahmen von Belastung, Ängsten und Anspannung häufig auf und kann zu Symptomen wie Zittern, Schwindel, Unruhe, Übelkeit, Muskelverspannung, Herzstechen und Herzrasen führen. Es kann auch der Eindruck entstehen, man würde nicht genug Luft bekommen. Tatsächlich ist das Gegenteil der Fall. Hyperventilationssymptome sind sehr unangenehm, aber nicht gefährlich.

Sollten Sie befürchten, dass Sie – unter Belastung – hyperventilieren, dann müssen Sie darauf achten, länger aus- als einzuatmen. Sie müssen die Einatmung vermindern. Ihre Lunge ist überbläht, hierdurch entsteht der Eindruck, dass Sie schlecht Luft bekommen.

Übung

Setzen Sie sich hin oder bleiben Sie ruhig auf der Stelle stehen. Atmen Sie ein, während Sie gleichzeitig gedanklich bis 3 zählen. Atmen Sie dann langsam und ruhig aus, während Sie gedanklich bis mindestens 7 zählen. Erst dann atmen Sie wieder ein und zählen wieder bis 3 usw. Konzentrieren Sie sich und nehmen unter Umständen eine Uhr zur Hand, um sicherzustellen, dass Sie wirklich lang genug ausatmen.

Sollte jemand in der Nähe sein, dann können Sie diesen bitten, gemeinsam mit Ihnen auf die Atmung zu achten.

Vielleicht noch ein Hinweis: Um in einen Hyperventilationszustand hineinzugeraten, muss man nicht vorher eine *Hechelatmung* gehabt haben, also ganz schnell und kurz eingeatmet haben, es reicht vielfach auch eine *Seufzeratmung*, bei der man nur einmal pro Minute sehr tief einatmet.

Antriebslosigkeit und Rückzug

In Krisensituationen ziehen sich viele zurück. Vor allem dann, wenn es darum geht, ob man überhaupt noch leben möchte, stellt sich zwangsläufig die Frage, wozu man Routinen noch aufrechterhalten und sich um anstehende Dinge kümmern sollte. Hinzu kommt, dass einem weniger Energie zur Verfügung steht, Aktivitäten als sinnfrei oder einfach nur anstrengend erlebt werden.

Unter der Annahme, dass es einen Teil in Ihnen gibt, der noch nicht vollständig davon überzeugt ist, dass Sie sterben sollten, ist es jedoch sehr sinnvoll – trotz Niedergeschlagenheit und Hoffnungslosigkeit –, aktiv zu bleiben (auch dann, wenn es sich vielleicht roboterhaft und leer anfühlt). Nur so können Sie verhindern, dass es zu einer weiteren Stimmungsverschlechterung und Selbstabwertung kommt, dass es zu Veränderungen des Stoffwechsels (und damit zu einer Intensivierung negativen Erlebens) kommt und dass zusätzliche Probleme aus der Passivität heraus entstehen.

Achten Sie insbesondere darauf, dass Sie

- ☐ ausreichend trinken und essen,
- ☐ offizielle Briefe und E-Mails öffnen,
- ☐ Termine wahrnehmen (insbesondere mit dem Arbeitsamt oder andere öffentlichen Stellen, die sonst Schwierigkeiten machen könnten),
- ☐ Kinder und Haustiere versorgen,
- ☐ die körperliche Hygiene aufrechterhalten,
- ☐ notwendige Medikamente einnehmen.

Sollten Sie mit diesen Dingen Schwierigkeiten haben, dann bitten Sie Angehörige und Freund*innen, Ihnen hierbei zu helfen bzw. sprechen Sie Ihre*n Therapeut*in an.

Jenseits dieser zentralen Basisaktivitäten sollten Sie zudem darauf achten, dass Sie mindestens einmal am Tag etwas unternehmen, das entweder

- ☐ Ihrem Tag etwas Struktur gibt (z. B. regelmäßige Aufstehzeit, regelmäßige Mahlzeiten, Körperhygiene, regelmäßige Kontakte) oder
- ☐ dem entspricht, wie Sie sein wollen (z. B. Zeit mit Kindern/Partnern/Haustieren verbringen, Sport, Freunde anrufen/treffen, lernen, arbeiten, kochen, lesen, ausgehen, Sex haben, sich um Bedürftige kümmern) oder
- ☐ Ihnen eine (kleine) Auszeit verschafft (z. B. Kino, Fernsehen, Lesen, Schlafen, Yoga, Entspannung, Sport, Freunde treffen, in der Natur sein, mit Hautieren spielen, Computerspiele machen) oder
- ☐ das sie vor sich herschieben, weil es unangenehm ist (z. B. um Haushalt kümmern, aufräumen, putzen, lernen, Telefonate erledigen, Post öffnen, ein klärendes Gespräch führen).

Es kann sein, dass sich die Aktivitäten unmittelbar positiv auf Ihr Befinden auswirken. Oft ist es aber so, dass man zunächst (länger) in Vorleistung treten muss und sich eine Stimmungsverbesserung erst mit der Zeit einstellt. Gleichwohl werden diese Aktivitäten Sie vor weiteren Stimmungseinbrüchen und einer weiteren Zuspitzung der Krise schützen.

Grübeln

Anhaltende und quälende Grübelschleifen werden von vielen suizidalen Personen berichtet. Immer wieder drehen sich die Gedanken um vermeintliche Schwächen, Misserfolge und Betrübnisse. Immer mehr negative Erinnerungen fallen einem ein, immer schlechter denkt man über sich selbst und sein Leben und immer pessimistischer bewertet man die eigenen Möglichkeiten. Die eigene Situation erscheint immer hoffnungsloser, die Motivation, aktiv nach Lösungen zu suchen, schwindet. In der Konsequenz nimmt die negative Stimmung weiter zu, die Situation bleibt ungelöst, sodass Stoff für weitere Grübeleien entsteht.

Im Kontext suizidaler Krisen kann auf diese Weise zunehmend der Eindruck entstehen, dass es außer dem Tod keine anderen Optionen mehr gibt. Zumal der anhaltend negative Gedankenstrom oftmals als so belastend und quälend erlebt wird, dass der Tod als einzige Möglichkeit erscheinen mag, »Ruhe in den Kopf zu bringen«.

Entsprechend wichtig ist es, Grübelzeiten zu begrenzen! Lassen Sie sich nicht täuschen: Grübeleien zeichnen kein realistisches, sondern ein negativ-verzerrtes Bild Ihrer Situation. Natürlich ist Ihre derzeitige Situation massiv schwierig und belastend. So defizitär und hilflos, wie Grübeleien Sie aussehen lassen, sind Sie aber sicher nicht.

(1) Grübeln erkennen

Im ersten Schritt geht es darum, dass Sie zügig mitbekommen, dass Sie grübeln. Je schneller Sie erkennen, dass Sie grübeln, umso leichter wird es Ihnen fallen, aus entsprechenden Denkprozessen auszusteigen. Zudem bekommen Sie – über die Zeit – ein Gefühl dafür, in welchen Situationen Sie besonders gefährdet sind, sich in Grübeleien zu verstricken.

- Grübeln tritt häufiger in uninspirierenden, langweiligen Kontexten auf.
- Grübeln tritt vermehrt am Morgen und am Abend auf.
- Grübeln tritt häufiger auf, wenn man alleine ist.
- Grübeln tritt häufig im Kontext wiederkehrender Routinetätigkeiten (z. B. beim Bügeln) auf.
- Grübeln tritt häufig in Reaktion auf Kritik, Verluste und Bedrohungen auf.
- Grübeln kann ausgelöst werden durch Reize, die eine potenzielle Bedrohung ankündigen (z. B. Telefonklingeln, Post, E-Mails).
- Grübeln setzt häufig ein, wenn Personen darüber nachdenken, was sie noch tun müssen, was sie gerade getan haben, oder wenn sie anfangen sich mit anderen Personen zu vergleichen.
- Grübeln tritt häufig in Reaktion auf unangenehme Erinnerungen auf.

Im Kontext krisenhafter Zuspitzungen fällt es meist nicht schwer, Grübeln als solches zu identifizieren. Sollten Sie sich gleichwohl unsicher sein, ob Sie Grübeln, dann kann die sogenannte Zwei-Minuten-Regel helfen.

Zwei-Minuten Regel

Wenn Sie unsicher sind, ob Sie grübeln oder nachdenken, fahren Sie für zwei Minuten mit dem fort, was Sie tun. Stellen Sie sich dann drei Fragen:
(1) Bin ich mit einer Problemlösung vorangekommen?

(2) Habe ich etwas verstanden, was mir vorher noch nicht klar war?
(3) Bin ich in dieser Zeit weniger selbstkritisch und/oder weniger depressiv geworden?

Sofern Sie nicht eine der Fragen klar bejahen können, grübeln Sie wahrscheinlich!

(2) Kontrolle über Grübeln gewinnen
Grübeln wird meistens als unkontrollierbar erlebt. Diese Einschätzung trägt dazu bei, dass man sich hilflos fühlt und gar nicht erst versucht, etwas gegen das Grübeln zu unternehmen. Da Grübeln eine komplexe, kapazitätsfordernde mentale Aktivität ist, lässt es sich grundsätzlich durch andere aufmerksamkeitsabsorbierende Aktivitäten (Sport, Lesen, Meditation etc.) unterbrechen.

Wichtig

Im Kontext von Krisen ist Grübeln oft so ausgeprägt und so aufdringlich, dass das Ziel vor allem in einer Begrenzung der Grübelzeiten besteht. Gehen Sie nicht davon aus, dass Sie momentan vollständig aus Denkschleifen aussteigen könnten!

Verschiedene Strategien lassen sich nutzen, um Grübelprozesse zu begrenzen. Viele dieser Strategien haben eher eine kurzfristige Wirkung und helfen nicht unbedingt langfristig dabei, ein Grübelthema abzuschütteln oder ein Problem wirklich zu lösen. Gleichwohl können sie einem aber dabei helfen, den Zeitpunkt selbst zu bestimmen, zu dem man sich mit bestimmten Themen auseinandersetzen möchte. Und sie können einem dabei helfen, sich mit den eigenen Themen in einer weniger negativ-angespannten Stimmung auseinanderzusetzen.
Auslöser kontrollieren. Wenn Sie – im Rahmen der Selbstbeobachtung – gemerkt haben sollten, dass Grübeln immer wieder in bestimmten Situationen auftritt, dann versuchen Sie die Situationen umzugestalten. In diesem Sinne kann es also beispielsweise um Folgendes gehen:

- eine Zeitlang die Fotos der/des Ex nicht betrachten und ihm/ihr nicht in sozialen Medien folgen, wenn die hiermit einhergehenden Erinnerungen zuverlässig Grübelepisoden auslösen
- Suizidinternetforen meiden, wenn Sie hierdurch zum Grübeln provoziert werden
- die Wohnung aufzuräumen, wenn der Anblick des häuslichen Durcheinanders zuverlässig in Grübelepisoden mündet
- weniger traurige Songs hören, wenn diesen Grübelepisoden nachgehen
- in kritischen Situationen sozialen Kontakt zu suchen, wenn Grübeln vor allem durch Alleinsein ausgelöst wird
- durch körperliche Aktivität oder Sport Anspannung/Unruhe reduzieren, wenn diese Grübeln hervorrufen

Ablenkung. Ablenkung lässt sich einsetzen, wenn man bereits in eine Grübelepisode hineingerutscht ist oder merkt, dass man kurz davor steht. Ablenkung hat in der Psychotherapie keinen guten Ruf. Zu groß ist die Nähe zur Vermeidung, und statt zu vermeiden, sollte man sich besser seinen Themen stellen und sich mit ihnen auseinandersetzen. Diese gängige Meinung stimmt zwar oft, aber eben nicht immer. Vielmehr kann Ablenkung Ihnen die Pause verschaffen, die Sie brauchen, um wieder handlungsfähig zu werden. Grundsätzlich empfiehlt es sich, immer wieder für Abwechslung hinsichtlich der gewählten Ablenkungsstrategien zu sorgen, da vor allem Neues die Aufmerksamkeit bindet.

- ☐ etwas Interessantes lesen
- ☐ einen spannenden Film ansehen
- ☐ mit Interesse fernsehen
- ☐ bewusst Musik/Radio/Hörbücher hören
- ☐ Computerspiele spielen
- ☐ kochen (neue Rezepte ausprobieren)
- ☐ jemanden anrufen

Aktivität. In vielen Fällen ist es hilfreich, sich nicht nur gedanklich oder eher passiv (durch Lesen, Fernsehen etc.) abzulenken, sondern körperlich aktiv zu werden. Es lässt sich vermuten, dass körperliche Aktivität biochemische Vorgänge in Gang setzt, die einem dabei helfen, die eigene Stimmung zu stabilisieren. Wieder eignen sich besonders solche Tätigkeiten, die die ganze Aufmerksamkeit in Anspruch nehmen, weil sie interessant, spannend oder herausfordernd sind.

- ☐ Spazierengehen
- ☐ Musik machen
- ☐ Gartenarbeit
- ☐ Hausarbeit
- ☐ Wohnung umräumen
- ☐ Tanzen
- ☐ Freunde treffen
- ☐ Jonglieren
- ☐ Sport

Aufmerksamkeit auf gegenwärtige Sinneseindrücke. Einen Großteil unseres Alltags erledigen wir im »Autopilot«-Modus: Unser Körper erledigt eine Sache, während unser Geist mit anderen Themen beschäftigt ist. Wir fahren Auto und denken über eine Auseinandersetzung mit dem/der Partner*in nach, wir lesen den Kindern ein Buch vor und denken gleichzeitig an die Arbeit, wir unterhalten uns auf einer Party und denken gleichzeitig darüber nach, ob wir ein interessanter Mensch sind. Nun ist es in vielen solcher Situationen keine Option, sich abzulenken oder kurz sportlich aktiv zu werden. Etwas, auf das man sich jedoch jederzeit und ohne weitere Hilfsmittel oder Vorbereitung konzentrieren kann, sind die Sinneseindrücke des Augenblicks. Der Versuch, im gegenwärtigen Moment präsent zu sein, kann ein hilfreiches Mittel gegen anhaltendes Grübeln sein.

Richten Sie Ihre Aufmerksamkeit – in Situationen, in denen Sie drohen, sich in Grübeleien zu verlieren – auf gegenwärtige Sinneseindrücke (z. B. Gerüche, Farben, Geräusche, Körperhaltung) und versuchen Sie sich so im gegenwärtigen Moment zu erden.

Übung • Atemraum

Ein Sinneseindruck, auf den Sie immer fokussieren können, ist Ihr eigener Atem. Richten Sie Ihre ganze Aufmerksamkeit auf Ihren Atem, auf jedes Einatmen und jedes Ausatmen, so wie sie aufeinanderfolgen, eins nach dem anderen. Der Fokus auf den Atem setzt immer und unmittelbar einen Anker im Hier und Jetzt und hilft, sich auf einen Zustand der Achtsamkeit und Ruhe einzustimmen. In sozialen Situationen sollten Sie versuchen, Ihre Aufmerksamkeit ganz nach außen auf die sozialen Gegebenheiten zu richten, also auf die Dinge, die Sie sehen, die andere Leute erzählen usw.

In Acht nehmen vor Gedankenunterdrückung! Sämtliche der beschriebenen Strategien sind geeignet, Kontrolle über das Grübeln zu erleben. Warnen wollen wir Sie vor einer Strategie, die intuitiv sinnvoll erscheint, in Wirklichkeit aber das Problem verschärft: der Versuch, bestimmte Gedanken *nicht* zu denken. Durch den Versuch, Gedanken zu unterdrücken, wird eben diesen Gedanken eine besondere Bedeutung beigemessen und Sie gelangen eher noch häufiger ins Bewusstsein. Gut demonstrieren lässt sich dies an einem gängigen Gedankenexperiment:

Übung • Experiment: Gedanken unterdrücken

Für die nächste Minute ist es Ihre Aufgabe, NICHT an einen weißen Bären zu denken. An alles andere dürfen Sie natürlich denken – nur an einen weißen Bären dürfen Sie auf gar keinen Fall denken! Es ist ganz wichtig, dass Sie nicht an den weißen Bären denken! Wenn Sie doch an einen weißen Bären denken, machen Sie bitte einen Strich auf ein Blatt Papier. Die Minute beginnt jetzt …

Wie fast alle Menschen werden wahrscheinlich auch Sie erlebt haben, dass es auf diese Weise nicht gelingt, Gedanken an den weißen Bären zu verdrängen. Immer wieder »läuft der Bär durchs Bild« oder »lugt um die Ecke«. Das heißt, wenn man versucht, absichtlich nicht an bestimmte Dinge zu denken, tauchen gerade diese Gedanken häufiger auf – insbesondere dann, wenn man gestresst ist oder es einem stimmungsmäßig nicht gut geht. So entsteht leicht der Eindruck der Unkontrollierbarkeit (»Jetzt bemühe ich mich schon so sehr, nicht an meine Arbeit zu denken, und trotzdem ist sie dauernd in meinem Kopf!«). Es handelt sich um einen normalen Effekt, der bei den allermeisten Menschen auftritt, wenn sie versuchen, Gedanken zu unterdrücken. Und wenn dies schon bei neutralen Dingen wie weißen Bären geschieht, ist klar, dass dies erst recht für Grübeleien gilt, die einen alles andere als kalt lassen.

Grübelaufschub und Grübelzeiten. Eine weitere Möglichkeit, Kontrolle über das Grübeln zu erlangen, besteht darin, feste Zeiten für das Grübeln zu reservieren. Inhalte, die bedacht werden müssen, können auf diese Weise nicht verloren gehen und gleichzeitig denkt man nicht zu allen Tageszeiten immer wieder darüber nach.

(1) Wenn Sie bemerken, dass Sie anfangen zu grübeln, schreiben Sie sich bitte kurz auf, worüber Sie grübeln wollen und verschieben Sie dann den Grübelprozess auf einen späteren Zeitpunkt des Tages. Sagen Sie sich, dass Sie sich später Zeit nehmen werden, diese wichtigen Themen zu überdenken, dass Sie sich jetzt aber um andere Dinge kümmern müssen.
(2) Legen Sie jeden Tag eine Uhrzeit fest, zu der Sie sich für 15 bis 20 Minuten mit den Grübeleien beschäftigen werden. Achten Sie darauf, dass diese Zeiten mindestens zwei Stunden vor Ihrer Zubettgehzeit liegen.
(3) Erlauben Sie sich zu der vorgesehenen Zeit, wenn es notwendig ist, für 15 bis 20 Minuten zu grübeln. Stellen Sie sich einen Wecker, um sicher zu sein, dass Sie nicht länger grübeln, gehen Sie sich das Gesicht waschen und nehmen Sie dann Ihre normale Alltagsbeschäftigung wieder auf.

Aufmerksamkeitstraining. Um die Kontrolle über das Grübeln langfristig zu trainieren, lassen sich Aufmerksamkeitstrainings nutzen. Diese helfen nicht kurzfristig, sondern setzen – ähnlich wie Entspannungsverfahren – eine gewisse Übungspraxis voraus. Ein solches Training, die sogenannte Attention Training Technique (ATT), lässt sich auf der folgenden Internetseite streamen: https://www.metakognitivetherapie.de/aufmerksamkeitstraining-att

(3) Versprechungen des Grübelns prüfen

Im klinischen Alltag – genauso wie in wissenschaftlichen Untersuchungen – zeigt sich immer wieder, dass Betroffene mit dem Grübeln auch *positive* Aspekte verbinden bzw. Grübeln als gerechtfertigt erleben. Beispiele für solche Ideen und Überzeugungen sind:

- ☐ Grübeln hilft mir, mich besser zu verstehen.
- ☐ Grübeln hilft mir dabei, Dinge zu verarbeiten.
- ☐ Grübeln hilft mir dabei, Problemlösungen zu finden.
- ☐ Ich muss über meine Fehler nachdenken, um aus ihnen zu lernen.
- ☐ Grübeln hilft mir, mich auf Enttäuschungen und Schwierigkeiten vorzubereiten.
- ☐ Darüber nachzudenken, wie schlecht ich bin, ist die Strafe, die ich verdiene.
- ☐ Grübeln trägt dazu bei, dass ich wichtige Personen oder Ereignisse nicht vergesse.

Entsprechende Vorstellungen tragen natürlich dazu bei, dass man zum einen leichter in Grübeleien hineingerät und zum anderen in stärkerem Maße in Grübelprozessen verhaftet bleibt. Prüfen Sie daher kritisch, ob Ihnen das Grübeln irgendetwas verspricht und ob es diese Versprechen tatsächlich einhält!

- ▶ Welche Hinweise, Anhaltspunkte, Erfahrungen sprechen gegen diese Idee? Gab es Situationen, in denen Ihnen das Grübeln nicht zu mehr Einsicht, besseren Problemlösungen verholfen hat? Gab es Situationen, Momente, in denen Sie Probleme gut lösen konnten oder Einsicht gewonnen haben, ohne im Vorfeld zu grübeln?
- ▶ Wenn Sie beim Grübeln einmal auf eine gute Problemlösung gekommen sind, heißt das dann, dass Grübeln grundsätzlich eine gute Strategie ist?

Grübeln

- Wenn Grübeln in irgendeiner Form hilfreich ist, wie kommt es dann, dass es Ihnen weiterhin schlecht geht? Wenn Sie sagen, dass Grübeln hilfreich ist, sollten Sie dann einfach noch mehr grübeln?
- Würden Sie anderen Leuten empfehlen, mehr zu grübeln, um mit ihren Problemen besser zurechtzukommen?

Fazit

Im Rahmen der gegenwärtigen Krise wird es sicherlich nicht gelingen, Grübelprozesse vollständig und nachhaltig zu reduzieren. Nutzen Sie aber Ihre Spielräume und versuchen Sie – so gut es eben geht – Grübelprozesse zu begrenzen und durch alternative Arten der Auseinandersetzung zu ersetzen.

Schlafstörungen

Im Rahmen suizidaler Krisen berichten viele Betroffene von massiven und quälenden Schlafstörungen: Man kann nicht einschlafen, man leidet unter einem »zerhackten« Schlaf mit häufigem Aufwachen und/oder man wird bereits deutlich früher wach als sonst üblich.

Schlafstörungen sind sehr unangenehm, aber nicht gefährlich! Vielfach holt sich der Körper den notwendigen Tiefschlaf auch dann, wenn die gesamte Schlafzeit deutlich kürzer ist als üblich. Lassen Sie sich von den gegenwärtigen Schlafproblemen daher nicht ängstigen. Es ist ein Mythos anzunehmen, dass man eine bestimmte Stundenzahl schlafen müsste oder dass man bei unzureichendem Schlaf weniger leistungsfähig sei.

Soweit es Ihnen möglich ist, sollten Sie sich darauf einstellen, dass Sie in der Zeit der Krise nur schlecht schlafen können. Dieser Zustand wird sich wieder bessern. Gleichzeitig gibt es einige Regeln zur Schlafhygiene, auf die Sie Acht geben sollten (https://schlafgestoert.de):

- ☐ Halten Sie jeden Tag (auch am Wochenende) regelmäßige Aufsteh- und Ins-Bettgeh-Zeiten ein (max. Abweichung 30 min): Regelmäßigkeit stellt eine notwendige Voraussetzung dafür dar, dass sich die verschiedenen biologischen Rhythmen des Körpers aufeinander abstimmen können. Dies gilt nicht nur in Bezug auf die Schlafzeiten, sondern auch z. B. auf die Essenszeiten.
- ☐ Machen Sie kein Nickerchen tagsüber: Selbst ein relativ kurzer Mittagsschlaf kann dazu führen, dass der Schlafdruck unverhältnismäßig stark reduziert wird. Wenn Sie auf einen Kurzschlaf nicht verzichten können, sollten Sie ihn auf keinen Fall nach 15:00 Uhr legen. Besonders »gefährlich« ist in dieser Hinsicht auch das kurze Eindösen vor dem Fernseher am Abend.
- ☐ Schreiben Sie mögliche Grübelthemen vor dem Zubettgehen auf (dadurch werden diese nicht so drängend, weil sie ja dann nicht »verloren gehen« können).
- ☐ Nutzen Sie das Bett nur zum Schlafen (und nicht zum Lesen, Fernsehen, Telefonieren).
- ☐ Verringern Sie die Bettliegezeit: Legen Sie sich also gerade nicht ganz früh ins Bett und bleiben möglichst lange im Bett liegen – hierdurch verringert sich der »Schlafdruck«.
- ☐ Trinken Sie drei Stunden vor dem Zubettgehen keinen Alkohol mehr: Alkohol verhilft zwar manchem Schlafgestörten zu einem leichteren Einschlafen. Er beeinträchtigt aber gravierend die Schlafqualität und führt in der zweiten Nachthälfte oft zu Durchschlafproblemen.
- ☐ Trinken Sie 4 bis 8 Stunden vor dem Zubettgehen keine koffeinhaltigen Getränke mehr: Bestenfalls beschränken Sie den Konsum auf nicht mehr als 3 Tassen Kaffee vor 10:00 Uhr vormittags.
- ☐ Drei Stunden vor dem Zubettgehen sollten Sie keine größeren Mengen an Essen und/oder Trinken zu sich nehmen.

Schlafstörungen

- ☐ Vermeiden Sie körperliche Überanstrengung nach 18:00 Uhr. Gehen Sie aber grundsätzlich sportlichen Aktivitäten am Tage nach: Starke körperliche Anstrengung regt unser »sympathisches Nervensystem« an. Es braucht mehrere Stunden, bis die Aktivität des sympathischen Nervensystems wieder abflaut. Umgekehrt können Menschen, die tagsüber kaum einer körperlichen Betätigung nachgehen, durch regelmäßiges körperliches Training ihren Schlaf verbessern.
- ☐ Wenn Sie nachts nicht schlafen können, dann stehen Sie auf und tun etwas Ablenkendes (Buch oder Zeitung lesen) oder etwas Sinnvolles (z. B. putzen, arbeiten), sodass Ihnen die verstreichende Zeit weniger qualvoll oder sinnlos erscheint.
- ☐ Wenn Sie nachts aufwachen, sollten Sie nichts essen: Regelmäßiges Essen in der Nacht führt innerhalb kurzer Zeit dazu, dass Ihr Körper von selber nachts wach wird, weil er erwartet, von Ihnen »gefüttert« zu werden.

Als wirksam im Umgang mit Schlafproblemen haben sich überdies Entspannungsverfahren wie die Progressive Muskelrelaxation (PMR) erwiesen. Sollten Sie schon mal ein Entspannungsverfahren eingeübt und angewendet haben, dann fangen Sie unmittelbar an, dieses wieder zu praktizieren. Sollten Sie keine Erfahrung mit einem Entspannungsverfahren haben, dann probieren Sie es einmal aus. Angeleitete PMR-Übungen lassen sich bei YouTube streamen. Ein Entspannungsverfahren wirkt natürlich nicht so schnell wie ein Medikament, sondern benötigt eine Zeit des regelmäßigen Übens, bevor es eine Wirkung entfaltet.

Tipp

Im Fall, dass Sie unter den Schlafstörungen massiv leiden und den Eindruck gewinnen, dass Sie – im Rahmen der gegenwärtigen Krise – zunehmend instabiler werden, sollten Sie eine*n Ärzt*in aufsuchen und sich übergangsweise schlafanstoßende Medikamente verschreiben lassen.

Weitergehende Informationen rund um das Thema Schlaf finden Sie auf der Website https://schlafgestoert.de/site-1.html

INFO 19 • P

Albträume

Stressreiche Lebensbedingungen und traumatische Erlebnisse gehen oft mit dem vermehrten Auftreten von Albträumen einher. Die häufigsten Inhalte von Albträumen sind: Verfolgung, Tod anderer, der eigene Tod, Stürze, eigene Verletzungen, Versagen, furchterregende Personen oder Monster. Die Träume können dabei erheblich hinsichtlich ihres Realitätsgrads variieren. Gefährlich sind Albträume nicht (und sie sagen auch nichts über den jeweiligen Träumer aus), natürlich ist das Erleben aber massiv belastend.

Verschiedene Punkte sollte im Umgang mit Albträumen beachtet werden:

(1) Albträume können als Nebenwirkung von Medikamenten auftreten. Prüfen Sie daher, ob der Beginn der Albträume möglicherweise mit der Einnahme bestimmter Präparate in einem zeitlichen Zusammenhang steht.

(2) Wie in Bezug auf die Schlafstörungen allgemein, sollten Sie zudem auf die Regeln zur Schlafhygiene achten (INFO 18 »Schlafstörungen«).

(3) Verzichten Sie auf den Konsum von Horrorfilmen bzw. Büchern mit gruseligem oder bedrohlichem Inhalt – vor allem in den Abendstunden.

(4) Ungünstig ist es, eine gedankliche Auseinandersetzung mit den Inhalten der Albträume zu vermeiden. Dies ist auf der einen Seite sehr verständlich, führt auf der anderen Seite aber dazu, dass sich die Angst vor dem erneuten Auftreten der Albträume und ein Gefühl der Hilflosigkeit weiter verstärken. Ohne Auseinandersetzung mit den Inhalten können Albträume ihren Schrecken nicht verlieren. Und: Dinge, an die wir nicht denken wollen, drängen sich in besonderem Maße in unser Bewusstsein! Ein wichtiger Bestandteil von psychologischen Albtraumtherapien ist es daher, sich zunächst ein Bild von den Albträumen zu verschaffen und die Alpträume daher genau zu protokollieren:
- Gehen Sie abends mit dem Vorsatz ins Bett, sich am Morgen nach dem Aufwachen an den Traum erinnern zu wollen.
- Legen Sie Papier und Stift/Diktiergerät/Smartphone griffbereit in die Nähe Ihres Bettes.
- Schreiben Sie direkt beim Erwachen Ihre Erinnerungen an den Albtraum auf; so lassen sich Erinnerungslücken und Verzerrungen am ehesten vermindern.
- Schreiben Sie den Traum in der Ich-Perspektive und in der Gegenwartsform auf – das erleichtert das Erinnern. Und schreiben Sie detailliert alles auf, was Sie erinnern, inklusive eigener Gedanken und Gefühle: Was haben Sie gesehen, gehört, gefühlt und gedacht während des Traums?

(5) Manche Betroffene vermeiden nicht nur Gedanken an die Albträume, sondern – verständlicherweise – auch das Schlafen selbst. Sie versuchen möglichst lange wach zu bleiben oder stellen sich einen Wecker, um möglichst früh – vor Einsetzen der Albträume – wieder wach zu sein. Beides ist kontraproduktiv, da sich die Schlafphasen, in denen die Albträume auftreten, nicht langfristig unterdrücken lassen. Letztlich nimmt auf diese Weise nur die Tagesmüdigkeit zu. Es bleibt daher wichtig, auf regelmäßige Schlafzeiten zu achten.

Tipp

Sollten diese Strategien Ihnen nicht helfen, dann gibt es spezielle Psychotherapieprogramme zur Behandlung von Albträumen. Sprechen Sie Ihre*n Therapeut*in hierauf an.

Achtsamkeitsübung

Bitte nehmen Sie eine bequeme Körperhaltung ein und schließen Sie Ihre Augen. … Spüren Sie, wo Ihre Füße Kontakt mit dem Boden haben … Spüren Sie, wo Ihr Körper den Stuhl berührt … und wo diese Berührung wieder aufhört. … Verlangsamen Sie dann Ihren Atem; atmen Sie langsam und gleichmäßig ein … und aus …, ein … und aus …, ein … und aus …, sehr gut, … atmen Sie weiter langsam und tief ein.

(Pause für 15 Sekunden)

Richten Sie Ihre Aufmerksamkeit auf Ihre Atmung … nehmen Sie wahr, wie sich die Luft anfühlt, die in Ihren Körper einströmt … nehmen Sie wahr, wie sich Ihr Brustkorb anfühlt, wenn sich Ihre Lungen mit Luft füllen … und nehmen Sie dann wahr, wie sich die Luft anfühlt, wenn sie Ihren Körper verlässt … konzentrieren Sie sich ganz auf das Ein- und Ausatmen. … Und wenn Sie bemerken, dass Ihre Gedanken abschweifen, während Sie das tun, ist das okay. … Nehmen Sie es nur wahr und kommen Sie mit Ihrer Aufmerksamkeit zu Ihrer Atmung zurück.

(Pause für 15 Sekunden)

Richten Sie Ihre gesamte Aufmerksamkeit nun auf Geräusche, die Sie wahrnehmen können. … Versuchen Sie alle Geräusche wahrzunehmen, die jetzt im Moment zu hören sind … versuchen Sie auch ganz leise Geräusche wahrzunehmen. … Machen Sie ihre Aufmerksamkeit ganz weit und versuchen wirklich alle Geräusche wahrzunehmen. … Und wenn Sie bemerken, dass Ihre Gedanken abschweifen, dann nehmen Sie dies nur wahr und kommen Sie mit Ihrer Aufmerksamkeit zu Ihrem Atem zurück … immer wieder zurück, … egal wohin Ihr Geist abschweift oder worüber Sie nachdenken, … konzentrieren Sie sich einfach wieder auf Ihre Atmung, immer … und immer wieder.

(Pause für 15 Sekunden)

Nehmen Sie sich jetzt einen Moment Zeit, um Gedanken zu bemerken, die Ihnen jetzt gerade durch den Kopf gehen. … Versuchen Sie nicht, die Gedanken zu ändern … versuchen Sie nicht, sie zu stoppen, … sehen Sie einfach zu, wie sie sich durch Ihren Kopf bewegen, als wären sie auf einem Fließband und würden an Ihnen vorbeiziehen. … Manchmal sind unsere Gedanken wie Wörter oder Sätze. … Wenn Ihnen Wörter oder Sätze durch den Kopf gehen, dann legen Sie diese Wörter einfach auf das Fließband und lassen sie an sich vorüberziehen. … Manchmal sind unsere Gedanken wie Bilder oder Vorstellungen. … Wenn Ihnen Bilder oder Vorstellungen durch den Kopf gehen, dann legen Sie diese Wörter einfach auf das Fließband und lassen sie an sich vorüberziehen. … Beobachten Sie, wie die Gedanken an Ihnen vorbeiziehen. … Wann immer Sie einen Gedanken bemerken, beobachten Sie einfach, wie er durch Ihren Kopf geht … ohne zu versuchen, ihn zu verändern … ohne ihn weiterzudenken. … Richten Sie Ihre Aufmerksamkeit nun wieder auf Geräusche … versuchen Sie alle Geräusche, die im Moment vorhanden sind, wahrzunehmen. … Beobachten Sie, wie Sie Ihre Aufmerksamkeit von Ihren Gedanken auf etwas anderes verlagern können … wann immer Sie wollen. Sie werden wahrscheinlich bemerken, dass immer mehr Gedanken in Ihrem Kopf auftauchen … was auch gut so ist. Beobachten Sie einfach, wie die Gedanken an Ihnen vorbeiziehen und konzentrieren Sie sich dann wieder auf Ihre Atmung. … Nutzen Sie Ihre Atmung als Anker … und kommen immer wieder zur Atmung zurück. … Wiederholen Sie diesen Vorgang, wann immer ein Gedanke in Ihren Kopf kommt … auch wenn

Achtsamkeitsübung

es ein stressiger oder lästiger Gedanke ist … immer wieder … und immer wieder … richten Sie Ihre Aufmerksamkeit immer wieder auf Ihre Atmung zurück.

(Pause für 15 Sekunden)

Nehmen Sie sich jetzt einen Moment Zeit und denken an etwas Stressiges … vielleicht ist es ein Problem, mit dem Sie konfrontiert sind, oder etwas, worüber Sie sich Sorgen gemacht haben. Beobachten Sie einfach, wie dieser stressige Gedanke an Ihnen vorbeizieht … wie alle anderen Gedanken auch … und konzentrieren Sie sich dann wieder auf Ihre Atmung. … Oft kehren stressige Gedanken immer wieder in unseren Kopf zurück … und wir bemerken sie wieder und wieder … das ist in Ordnung. … Wann immer das passiert, beobachten Sie einfach, wie der Gedanke vorbeizieht … dann kehren Sie zu Ihrer Atmung zurück. … Machen Sie das immer und immer wieder … jedes Mal, wenn Ihnen ein Gedanke in den Sinn kommt. … Nehmen Sie den Gedanken einfach wahr und konzentrieren Sie sich dann auf Ihre Atmung … gut.

(Pause für 15 Sekunden)

Atmen Sie noch einmal langsam und tief ein … und aus. … Kommen Sie dann mit Ihrer Aufmerksamkeit in den Raum zurück.

Hinweise zur ambulanten Weiterbehandlung

Die folgenden Punkte sollten beachtet werden, wenn suizidale Patient*innen ambulant behandelt werden:

(1) Sitzungsfrequenz erhöhen
Suizidale Krisen weisen einen schnell fluktuierenden Verlauf auf. Es sollten daher (bestenfalls) mehrere Sitzungen pro Woche vereinbart werden: Zum einen kann auf diese Weise eine relativ enge Überwachung des klinischen Zustands sichergestellt werden und zum anderen entwickeln Patient*innen durch das Wissen um einen baldigen Behandlungstermin häufig ein Gefühl der Sicherheit.

(2) Telefonkontakte vereinbaren
Zwischen den Sitzungen können zusätzlich kurze Telefonate (5–10 Minuten) sinnvoll sein, um den Zustand des/der Patient*in abzuklären und kleinere Aufgaben zur Verhaltensaktivierung zu besprechen.

(3) Absprachen dafür treffen, wenn Absprachen nicht eingehalten werden
Sollte ein*e suizidale Patient*in – ohne abzusagen – nicht zur Sitzung erscheinen und telefonisch nicht erreichbar sein, müssen Angehörige (**AB 21** »Schweigepflichtentbindung«) bzw. die Polizei verständigt werden. Im Sinne eines transparenten Vorgehens sollte der/die Patient*in über dieses Vorgehen vorab informiert werden.

(4) Supervisor*in/Intervisor*in einschalten
Im Umgang mit suizidalen Patient*innen bietet es sich an, eine*n Kolleg*in zu Intervisions- bzw. Supervisionszwecken einzuschalten, um den therapeutischen Prozess zu reflektieren, Verantwortung zu teilen und eigene Ambivalenzen und Ängste zu klären.

(5) Suizidalität im Auge behalten
Zu Beginn jeder Folgesitzung muss suizidales Erleben und Verhalten (insbesondere eine Intensivierung desselben) abgeklärt und das therapeutische Vorgehen entsprechend angepasst werden.

Schweigepflichtentbindung

Hiermit entbinde ich, ..., geb. am. ....,

wohnhaft in ....,

meine Therapeut*in, Herrn/Frau .... von der Schweigepflicht gegenüber

Herrn/Frau ....

Im Fall, dass ich einen vereinbarten Termin nicht wahrnehme – ohne vorher abgesagt zu haben – darf mein*e Therapeut*in Kontakt zu o. g. Person aufnehmen, um sich nach meinem Verbleib zu erkundigen.

Diese Schweigepflichtentbindung gilt vom .... bis zum ....

....

Ort/Datum Unterschrift

Indikation stationäre Unterbringung

Stationäre Aufnahme grundsätzlich indiziert
Nach einem Suizidversuch oder einem abgebrochenen Suizidversuch, wenn …
▶ der/die Patient*in psychotisch ist ▶ der Versuch gewalttätig, nahezu tödlich oder vorsätzlich war ▶ Vorkehrungen getroffen wurden, um nicht gefunden bzw. gerettet zu werden ▶ Suizidabsicht weiterhin besteht ▶ eine Zunahme emotionaler Belastung festzustellen ist oder der/die Patient*in bedauert, den Versuch überlebt zu haben ▶ der Patient männlich und älter als 45 Jahre ist; besonders wenn es zu einem neuen Auftreten einer psychischen Erkrankung oder Suizidgedanken gekommen ist ▶ eingeschränkte familiäre bzw. soziale Unterstützung besteht; der/die Patient*in in Extremsituation (z. B. kein Wohnsitz, keine Angehörigen) lebt ▶ der/die Patient*in impulsives und/oder stark agitiertes Verhalten zeigt, herabgesetztes Urteilsvermögen aufweist oder Hilfe ablehnt ▶ der/die Patient*in eine Bewusstseinsveränderung von mutmaßlich metabolischer, toxischer, infektiöser oder unklarer Ätiologie aufweist, die eine weitere Abklärung erforderlich macht
Bei Vorliegen von Suizidgedanken und
▶ einem spezifischen Plan von hoher Letalität ▶ starker Suizidabsicht
Stationäre Aufnahme möglicherweise notwendig
Nach einem Suizidversuch oder einem abgebrochenen Suizidversuch, wenn …
▶ die oben beschriebenen Merkmale nicht zutreffen
Bei Vorliegen von Suizidgedanken und
▶ Psychose ▶ psychischer Erkrankung ▶ vergangenen Suizidversuchen, insbesondere, wenn es sich um medizinisch ernsthafte Versuche gehandelt hat ▶ Verdacht auf das Vorliegen eines begünstigenden medizinischen Krankheitsfaktors (z. B. akute neurologische Erkrankung, Krebs, Infektionserkrankung) ▶ mangelnder Ansprache auf teilstationäre oder ambulante Behandlung bzw. Unfähigkeit, einer solchen nachzukommen

Indikation stationäre Unterbringung

- eingeschränkter familiärer bzw. sozialer Unterstützung; der/die Patient*in in Extremsituation (z. B. kein Wohnsitz, keine Angehörigen) lebt
- dem Fehlen einer bestehenden Therapeut-Patient-Beziehung oder fehlendem Zugang zu zeitnaher ambulanter Behandlung
- fremdanamnestischen Hinweisen, die auf das Vorliegen eines starken Suizidrisikos und einen aktuellen Anstieg desselben hinweisen (auch dann, wenn der/die Patient*in selbst ein entsprechendes Risiko nicht berichtet)

Entlassung aus geschützter Umgebung gegebenenfalls – und unter der Voraussetzung, dass Empfehlungen zur Weiterbehandlung gegeben wurden – möglich

Nach einem Suizidversuch oder bei Vorliegen von Suizidgedanken, wenn ...

- Suizidalität in Reaktion auf ein auslösendes Ereignis (z. B. Beziehungsschwierigkeiten, gescheiterte Prüfung) aufgetreten ist und sich die Sicht des/der Patient*in auf seine/ihre Lebenssituation während des stationären Aufenthalts verändert hat
- die geplante Suizidmethode nur von geringer Letalität ist
- der/die Patient*in in einem stabilen und unterstützenden Lebensumfeld lebt
- der/die Patient*in in der Lage ist, Behandlungsempfehlungen nachzukommen, eine*n Therapeut*in kontaktiert hat und wenn möglich eine Behandlung bereits begonnen hat

nach Jacobs & Brewer, 2004

Ablauf: Freiwillige stationäre Unterbringung

(1) Stationären Aufenthalt nahelegen

Beispiel

»Nach allem, was Sie mir erzählt haben, schätze ich das Risiko, dass Sie sich zu Hause etwas antun werden, als sehr hoch ein. Ich mache mir daher große Sorgen um Sie und halte einen Klinikaufenthalt für notwendig. Das klingt für Sie vielleicht jetzt übertrieben oder sogar bedrohlich. Um in der Entscheidung für oder gegen das Leben weiterzukommen, ist es aber sicher eine gute Hilfe, zu den Problemen, die den Alltag beherrschen, etwas Distanz zu bekommen.«

Besprechen Sie Ängste und Vorbehalte des/der Patient*in gegenüber einer stationären Behandlung sorgfältig und validieren Sie diese. Bieten Sie an, eine*n Angehörige*n/Freund*in in das Gespräch miteinzubeziehen, um zu einer Entscheidung zu kommen bzw. alternative private Hilfe zu organisieren.[1]

(2) Transport organisieren und Formulare ausfüllen

Der Transport in die Klinik sollte bestenfalls auf unmittelbarem Weg erfolgen. Verschiedene Möglichkeiten stehen zur Verfügung:

- Angehörige/Freund*innen holen den/die Patient*in ab und begleiten ihn/sie in die Klinik.
- Therapeut*in/Praxismitarbeiter*in und Patient*in fahren mit einem Taxi in die Klinik.
- Krankentransportwagen (KTW[2]) wird angefordert, um den/die Patient*in in die Klinik zu bringen.

Achtung: Die Patient*in sollte zu diesem Zeitpunkt *nicht* mit dem eigenen Wagen zur Klinik fahren (oder von Therapeut*innen gefahren werden).

Füllen Sie das Formular auf **INFO 26** »Verordnung von Krankenhausbehandlung« und – in Abhängigkeit von der Transportart – das Formular auf **INFO 27** »Verordnung einer Krankenbeförderung« aus und geben Sie es dem/der Patient*in mit.

(3) Patient*in in der Klinik ankündigen

Kontaktieren Sie den/die diensthabende*n Ärzt*in der notfallaufnehmenden Klinik, kündigen Sie den/die Patient*in an und informieren über deren/dessen Zustand und Ihre Risikoeinschätzung. Hinterlassen Sie Ihre eigene Telefonnummer für etwaige Rückfragen.

[1] Hinweis: Angehörigen darf nicht zugemutet werden, eine*n suizidale*n Patient*in 24/7 im häuslichen Umfeld überwachen zu müssen – erscheint dies nötig, dann ist eine stationäre Unterbringung indiziert.

[2] Malteser o. Deutsches Rotes Kreuz bzw. andere regionale Anbieter kontaktieren

Ablauf: Unfreiwillige stationäre Einweisung

(1) Notwendigkeit einer stationären Aufnahme klar benennen

Beispiel

»Ich halte Sie aktuell für stark gefährdet, sich umzubringen. Sie sind in einer schweren Krise und wahrscheinlich könnten viele Ihren Wunsch zu sterben nachvollziehen, aber ich weiß, dass Krisen vorübergehend sind. Als Therapeut*in und als eine Ihnen nahestehende Person bin ich verpflichtet, alles zu tun, um Sie von einem Suizid abzuhalten. Da Sie sich auf eine freiwillige stationäre Unterbringung nicht einlassen können, muss ich nun eine unfreiwillige stationäre Behandlung prüfen lassen.

Ich werde eine*n Ärzt*in hinzuziehen und gemeinsam werden wir Ihre aktuelle Lage und die Notwendigkeit eines stationären Aufenthalts dann noch einmal prüfen.«[1]

ODER

»Ich werde jetzt die Polizei verständigen, diese wird Sie in eine Klinik bringen und dort wird dann ein*e Ärzt*in darüber entscheiden, ob er/sie Ihnen – so wie ich – einen stationären Aufenthalt nahelegen wird.«

ODER

»Ich werde nun Ihre*n gesetzliche Betreuer*in kontaktieren und gemeinsam werden wir Ihre aktuelle Lage und die Notwendigkeit eines stationären Aufenthalts dann noch einmal prüfen.«

UND

»Möchten Sie vielleicht eine*n Angehörige*n/Freund*in anrufen und bitten, zum Gespräch dazuzukommen?«

(2) Patienten nicht alleine lassen

Wenn möglich: Kolleg*in/Praxismitarbeiter*in einbinden, sodass eine Person bei dem/der Patient*in bleiben kann und die andere Person die Telefonate führen und den/die Ärzt*in bzw. die Polizei in Empfang nehmen kann.

Wenn der/die Patient*in die Praxis verlässt, bevor weitere Hilfe eingetroffen ist: Polizei informieren und Fahndung veranlassen.

(3) Ärzt*in/Polizei oder gesetzlichen Betreuer verständigen

In Abhängigkeit vom jeweiligen Bundesland und der Art der zu veranlassenden Unterbringung müssen unterschiedliche Akteure hinzugezogen werden.

Bei Unterbringung nach dem PsychKG. (bzw. Unterbringungsgesetz):
(a) Ärzt*in vom Sozialpsychiatrischen Dienst hinzuziehen oder
(b) Notärzt*in (112) hinzuziehen und/oder
(c) Polizei (110) hinzuziehen

Ablauf: Unfreiwillige stationäre Einweisung

Bei Unterbringung nach BGB § 1906
(a) Gesetzliche*n Betreuer*in[2] hinzuziehen und ggf.
(b) Polizei (110) hinzuziehen

Im Fall, dass Unklarheit über die lokale Zuständigkeit besteht: Notärzt*in (112) kontaktieren

(4) Notfallaufnehmende Klinik kontaktieren
Erfragen, in welche Klinik der/die Patient*in gebracht wird. Den/Die diensthabende Ärzt*in der notfallaufnehmenden Klinik kontaktieren, den/die Patient*in ankündigen und über den aktuellen Zustand und die Risikoeinschätzung informieren. Eigene Telefonnummer für etwaige Rückfragen hinterlassen.

[1] In den meisten Bundesländern muss ein*e Ärzt*in eine Zwangseinweisung veranlassen. In der Aufnahmeeinrichtung muss die Erforderlichkeit einer Unterbringung dann erneut geprüft werden. Informieren Sie sich vor einer ersten Notsituation über die jeweilige Landesbestimmung und die kommunal zuständigen Akteure.

[2] Es muss eine Betreuung für den Bereich der Gesundheitsfürsorge inklusive des Aufenthaltsbestimmungsrechts im Rahmen der Gesundheitsfürsorge bestehen.

INFO 24 • T

Zwangsmaßnahmen: rechtliche Situation

Sollte ein*e Patient*in sich als nicht ausreichend absprachefähig zeigen, keine Absprachen treffen wollen und eine akute Suizidalität mit einer konkreten Handlungsabsicht bestehen, kann eine Unterbringung in einer psychiatrischen Klinik gegen den Willen des/der Patient*in notwendig werden. In Deutschland gibt es hierzu zwei Möglichkeiten:

(1) die Unterbringung nach dem PsychKG (Psychisch-Kranken-Gesetz oder je nach Bundesland: Unterbringungsgesetz, Freiheitsentziehungsgesetz)
(2) die Unterbringung nach dem BGB § 1906 (Bürgerliches Gesetzbuch)

(1) Unterbringung nach dem PsychKG

Es gibt in allen Bundesländern ein Ländergesetz, welches freiheitsentziehende Maßnahmen bei psychisch Kranken regelt (meist PsychKG oder Unterbringungsgesetz bzw. Freiheitsentziehungsgesetz). Diese Gesetze sind auf Länderebene geregelt. Inhaltlich ist allen gemeinsam, dass es eine unmittelbar bevorstehende akute Gefährdung aufgrund einer psychischen Krankheit geben muss. Diese Gefährdung kann der/die Patient*in selbst (Selbstgefährdung) oder andere (Fremdgefährdung) betreffen. Zweck einer Unterbringung nach PsychKG ist die Gefahrenabwehr (nicht eine Behandlung). Im Rahmen einer Unterbringung nach dem PsychKG sind auch Zwangsmedikationen und Sicherungsmaßnahmen (z. B. Fixierungen) zur unmittelbaren Gefahrenabwehr möglich.

(2) Unterbringung nach dem BGB § 1906

Voraussetzung für eine Unterbringung nach dem BGB § 1906 ist, dass eine gesetzliche Betreuung des/der Patient*in besteht. Eine Unterbringung nach dem BGB kann nur zum Wohle des/der Patient*in selbst erfolgen, nicht zum Schutze Dritter. Die Unterbringung nach dem Bürgerlichen Gesetzbuch (BGB) dient der Heilbehandlung und muss somit eine Aussicht auf Erfolg haben. Sowohl die medizinische Notwendigkeit als auch die Erfolgsaussichten müssen in einem fachärztlichen Zeugnis dargelegt werden. Einen Antrag auf Unterbringung kann nur ein*e gesetzliche*r Betreuer*in stellen. Der Aufgabenkreis der Betreuer*innen muss den Bereich der Gesundheitsfürsorge inklusive des Aufenthaltsbestimmungsrechts im Rahmen der Gesundheitsfürsorge beinhalten.

Wichtig • Schweigepflicht

Prinzipiell unterliegen Therapeut*innen auch bei vorliegender Suizidalität der Schweigepflicht, d. h. sie dürfen nicht ohne Wissen der Patient*innen Dritte informieren. Therapeut*innen unterliegen allerdings auch der Garantenpflicht, die sie verpflichtet, das Leben der Patient*innen zu schützen. In diesem Spannungsfeld darf die Schweigepflicht gebrochen werden, wenn ein rechtfertigender Notstand gegeben ist. Dieser liegt nach § 34 StGB vor, wenn das Leben eines/einer Patient*in aufgrund akuter Suizidalität bedroht erscheint.

Ausfüllhilfe: Akutbehandlung

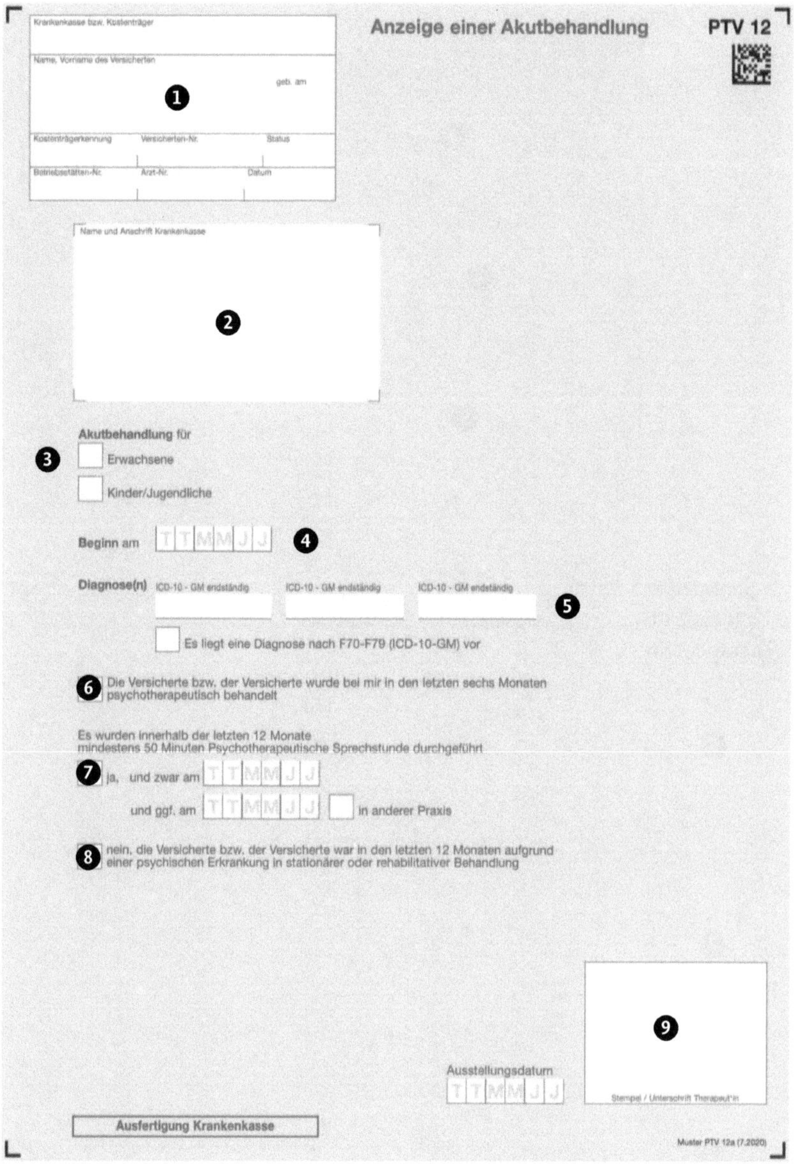

Krankenkasse bzw. Kostenträger

Name, Vorname des Versicherten

geb. am

❶

Kostenträgerkennung | Versicherten-Nr. | Status

Betriebsstätten-Nr. | Arzt-Nr. | Datum

Anzeige einer Akutbehandlung

PTV 12

Name und Anschrift Krankenkasse

❷

Akutbehandlung für

❸ Erwachsene

Kinder/Jugendliche

Beginn am T T M M J J ❹

Diagnose(n) ICD-10 - GM endständig | ICD-10 - GM endständig | ICD-10 - GM endständig ❺

Es liegt eine Diagnose nach F70-F79 (ICD-10-GM) vor

❻ Die Versicherte bzw. der Versicherte wurde bei mir in den letzten sechs Monaten psychotherapeutisch behandelt

Es wurden innerhalb der letzten 12 Monate mindestens 50 Minuten Psychotherapeutische Sprechstunde durchgeführt

❼ ja, und zwar am T T M M J J

und ggf. am T T M M J J in anderer Praxis

❽ nein, die Versicherte bzw. der Versicherte war in den letzten 12 Monaten aufgrund einer psychischen Erkrankung in stationärer oder rehabilitativer Behandlung

Ausstellungsdatum T T M M J J

❾

Stempel / Unterschrift Therapeut*in

Ausfertigung Krankenkasse

Muster PTV 12a (7.2020)

Allgemein: Einzelbehandlung mit 12 50-minütigen Sitzungen od. 24 25-minütigen Sitzungen. Die Akutbehandlung ist anzeigepflichtig, aber nicht genehmigungspflichtig. PTV 12 an die Krankenkasse schicken; es braucht keinen Konsiliarbericht.

❶ Bedrucken
❷ Name/Anschrift der Krankenkasse
❸ Eintragen, ob die Akutbehandlung bei einem Erwachsenen oder einem Kind/Jugendlichen durchgeführt wird.
❹ Beginn der Akutbehandlung eintragen (spätestens der Tag, an dem die Behandlung startet).
❺ Diagnosen (ICD-Ziffer) und Diagnosesicherheit (g = gesichert) eintragen
❻ Ausschluss: Wenn dieses Feld zutrifft, dann gibt es keine Indikation zur Akutbehandlung!
❼ Eine Sprechstunde vor der Akutbehandlung ist verpflichtend (kann auch in anderer Praxis gewesen sein). Bei 50-minütiger Sprechstunde ein Datum eintragen; bei zwei 25-minütigen Sprechstunden zwei Datumsangaben
❽ Auf eine Sprechstunde vor der Akutbehandlung darf verzichtet werden, wenn die/der Versicherte aus stationärer oder rehabilitativer Behandlung entlassen wurde.
❾ Stempel/Unterschrift Therapeut*in

Ausfüllhilfe: Verordnung von Krankenhausbehandlung

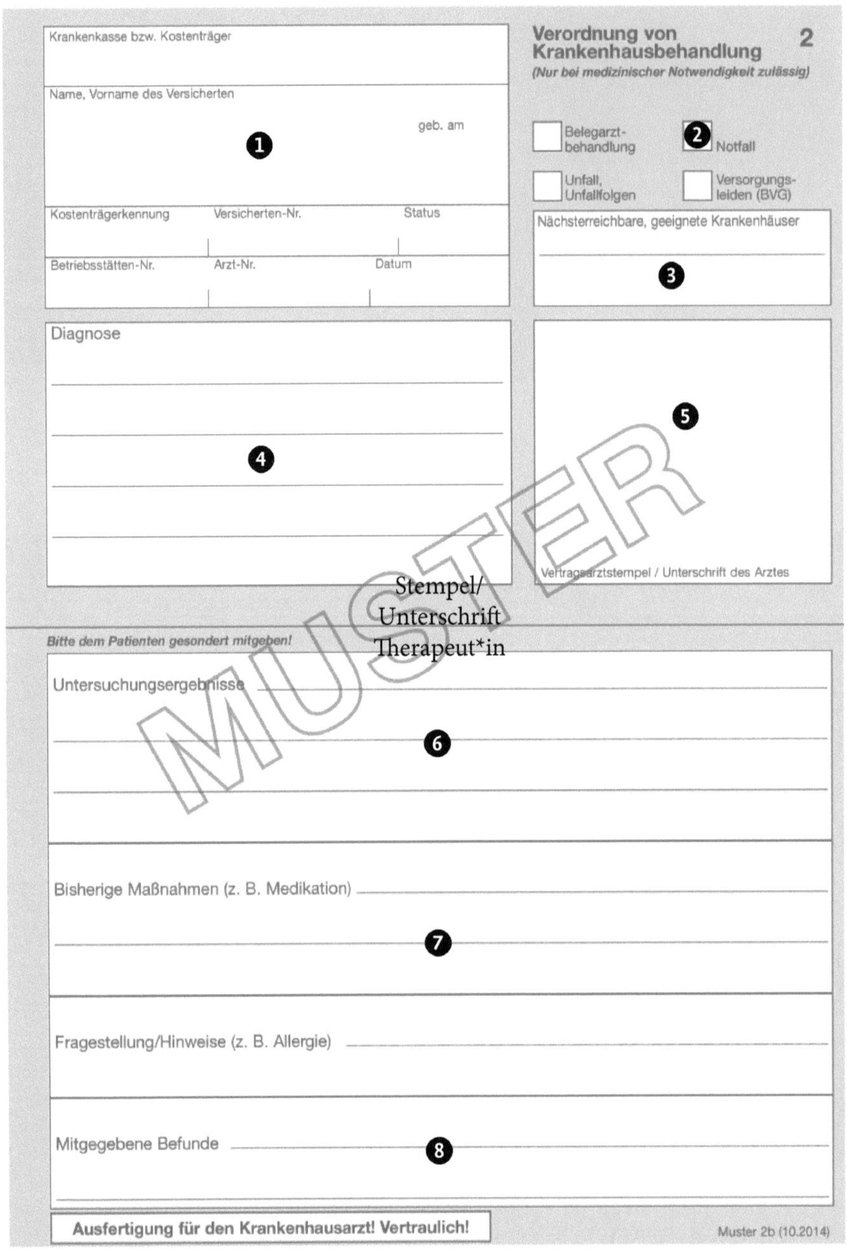
Krankenkasse bzw. Kostenträger

Name, Vorname des Versicherten

geb. am

❶

Kostenträgerkennung | Versicherten-Nr. | Status

Betriebsstätten-Nr. | Arzt-Nr. | Datum

Verordnung von Krankenhausbehandlung 2

(Nur bei medizinischer Notwendigkeit zulässig)

Belegarzt-behandlung | ❷ Notfall

Unfall, Unfallfolgen | Versorgungs-leiden (BVG)

Nächsterreichbare, geeignete Krankenhäuser

❸

Diagnose

❹

❺

Vertragsarztstempel / Unterschrift des Arztes

Stempel/ Unterschrift Therapeut*in

MUSTER

Bitte dem Patienten gesondert mitgeben!

Untersuchungsergebnisse

❻

Bisherige Maßnahmen (z. B. Medikation)

❼

Fragestellung/Hinweise (z. B. Allergie)

Mitgegebene Befunde

❽

Ausfertigung für den Krankenhausarzt! Vertraulich!

Muster 2b (10.2014)

❶ Bedrucken
❷ Notfall ankreuzen
❸ Namen der zuständigen Klinik eintragen
❹ Diagnosen (ICD-Ziffer)
❺ Stempel/Unterschrift Therapeut*in
❻ Ergebnisse der Risikoabschätzung eintragen (z.B. drängende Suizidgedanken, Suizidversuch in der Vorgeschichte, regelmäßige Selbstverletzungen, keine Distanzierung usw.)
❼ Laufende Behandlungsmaßnahmen auflisten (z.B. Verhaltenstherapie seit 5 Monaten; gesetzlicher Betreuer, Medikation)
❽ Wenn vorhanden: Behandlungsbericht bzw. Dokumentation der Risikoabschätzung mitgeben

Ausfüllhilfe: Verordnung einer Krankenbeförderung

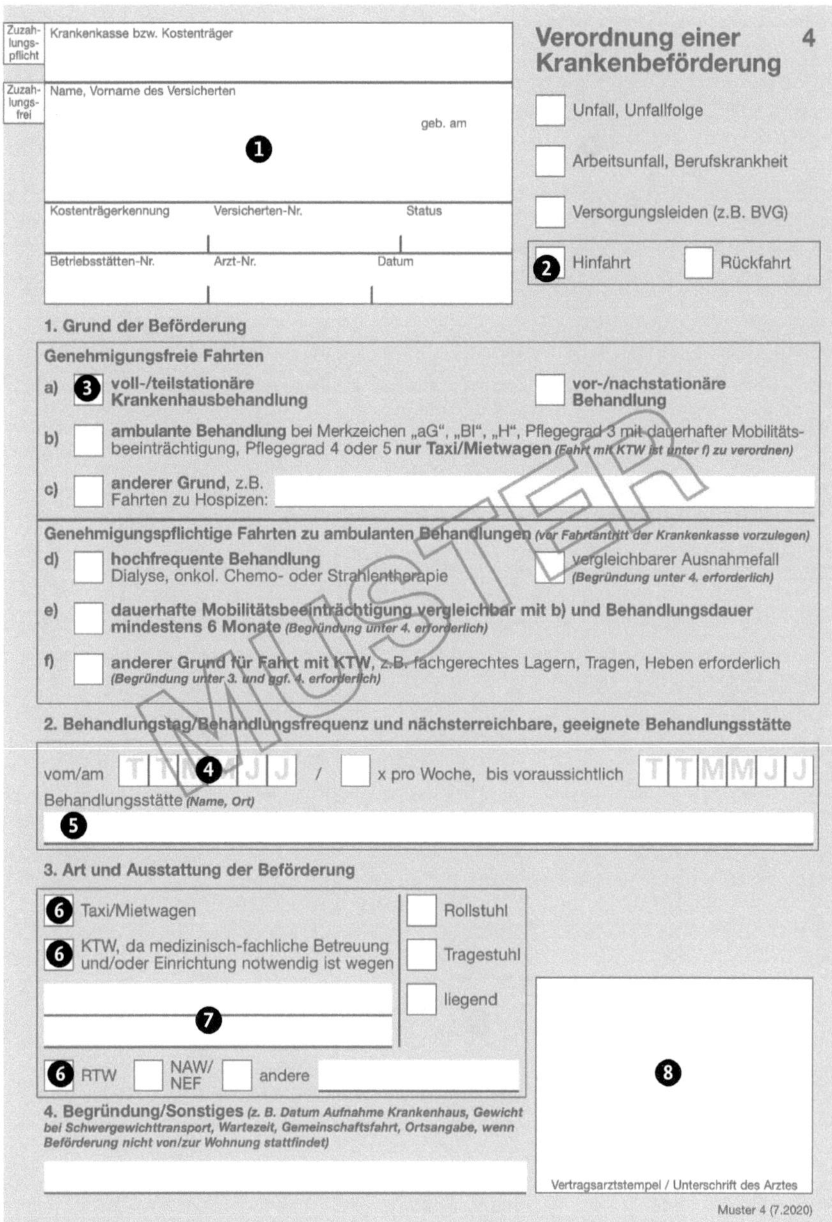

Zuzahlungspflicht | Krankenkasse bzw. Kostenträger

Zuzahlungsfrei | Name, Vorname des Versicherten | geb. am

❶

Kostenträgerkennung | Versicherten-Nr. | Status

Betriebsstätten-Nr. | Arzt-Nr. | Datum

Verordnung einer Krankenbeförderung 4

☐ Unfall, Unfallfolge

☐ Arbeitsunfall, Berufskrankheit

☐ Versorgungsleiden (z.B. BVG)

❷ Hinfahrt ☐ Rückfahrt

1. Grund der Beförderung

Genehmigungsfreie Fahrten

a) ❸ **voll-/teilstationäre Krankenhausbehandlung** ☐ **vor-/nachstationäre Behandlung**

b) ☐ **ambulante Behandlung** bei Merkzeichen „aG“, „Bl“, „H“, Pflegegrad 3 mit dauerhafter Mobilitätsbeeinträchtigung, Pflegegrad 4 oder 5 **nur Taxi/Mietwagen** *(Fahrt mit KTW ist unter f) zu verordnen)*

c) ☐ **anderer Grund**, z.B. Fahrten zu Hospizen:

Genehmigungspflichtige Fahrten zu ambulanten Behandlungen *(vor Fahrtantritt der Krankenkasse vorzulegen)*

d) ☐ **hochfrequente Behandlung** Dialyse, onkol. Chemo- oder Strahlentherapie ☐ vergleichbarer Ausnahmefall *(Begründung unter 4. erforderlich)*

e) ☐ **dauerhafte Mobilitätsbeeinträchtigung vergleichbar mit b) und Behandlungsdauer mindestens 6 Monate** *(Begründung unter 4. erforderlich)*

f) ☐ **anderer Grund für Fahrt mit KTW**, z.B. fachgerechtes Lagern, Tragen, Heben erforderlich *(Begründung unter 3. und ggf. 4. erforderlich)*

2. Behandlungstag/Behandlungsfrequenz und nächsterreichbare, geeignete Behandlungsstätte

vom/am T T ❹ M J J / ☐ x pro Woche, bis voraussichtlich T T M M J J

Behandlungsstätte *(Name, Ort)*

❺

3. Art und Ausstattung der Beförderung

❻ Taxi/Mietwagen

❻ KTW, da medizinisch-fachliche Betreuung und/oder Einrichtung notwendig ist wegen

❼

❻ RTW ☐ NAW/NEF ☐ andere

☐ Rollstuhl

☐ Tragestuhl

☐ liegend

4. Begründung/Sonstiges *(z. B. Datum Aufnahme Krankenhaus, Gewicht bei Schwergewichttransport, Wartezeit, Gemeinschaftsfahrt, Ortsangabe, wenn Beförderung nicht von/zur Wohnung stattfindet)*

❽

Vertragsarztstempel / Unterschrift des Arztes

Muster 4 (7.2020)

MUSTER

❶ Bedrucken
❷ Hinfahrt ankreuzen
❸ voll-/teilstationär ankreuzen
❹ Datum eintragen
❺ Namen und Anschrift der zuständigen Klinik eintragen
❻ Ankreuzen, ob die Fahrt mit einem Taxi, einem Krankentransportwagen (KTW) oder einem Rettungswagen (RTW) stattfinden soll. Die Auswahl ist abhängig vom Betreuungs-/Sicherungsaufwand während der Fahrt.
❼ Suizidalität
❽ Stempel/Unterschrift Therapeut*in

Ausfüllhilfe: Verordnung häuslicher Krankenpflege I (Muster 12)

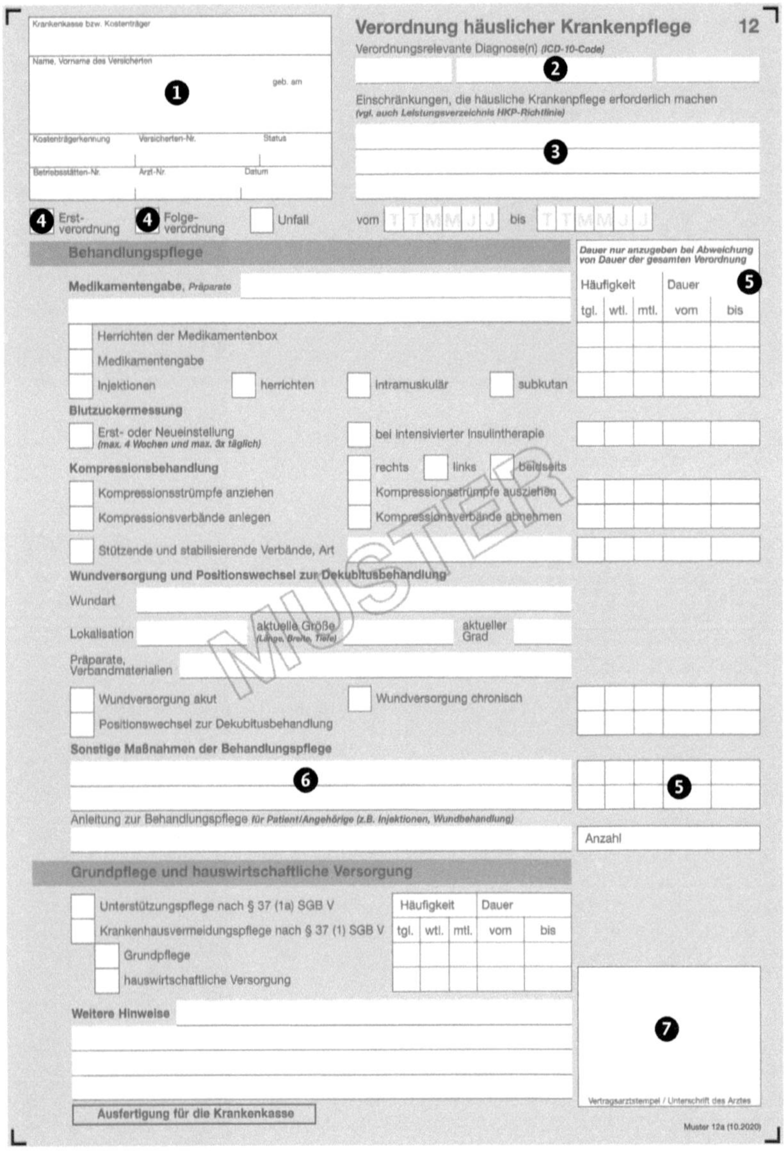

Krankenkasse bzw. Kostenträger
Name, Vorname des Versicherten
geb. am
❶
Kostenträgerkennung | Versicherten-Nr. | Status
Betriebsstätten-Nr. | Arzt-Nr. | Datum

Verordnung häuslicher Krankenpflege 12
Verordnungsrelevante Diagnose(n) *(ICD-10-Code)* ❷
Einschränkungen, die häusliche Krankenpflege erforderlich machen
(vgl. auch Leistungsverzeichnis HKP-Richtlinie) ❸

❹ Erst-verordnung ❹ Folge-verordnung Unfall vom T T M M J J bis T T M M J J

Behandlungspflege

Dauer nur anzugeben bei Abweichung von Dauer der gesamten Verordnung ❺

Häufigkeit: tgl. | wtl. | mtl. — Dauer: vom | bis

Medikamentengabe, *Präparate*
Herrichten der Medikamentenbox
Medikamentengabe
Injektionen – herrichten – intramuskulär – subkutan

Blutzuckermessung
Erst- oder Neueinstellung *(max. 4 Wochen und max. 3x täglich)* – bei intensivierter Insulintherapie

Kompressionsbehandlung – rechts – links – beidseits
Kompressionsstrümpfe anziehen – Kompressionsstrümpfe ausziehen
Kompressionsverbände anlegen – Kompressionsverbände abnehmen
Stützende und stabilisierende Verbände, Art

Wundversorgung und Positionswechsel zur Dekubitusbehandlung
Wundart
Lokalisation – aktuelle Größe *(Länge, Breite, Tiefe)* – aktueller Grad
Präparate, Verbandmaterialien
Wundversorgung akut – Wundversorgung chronisch
Positionswechsel zur Dekubitusbehandlung

Sonstige Maßnahmen der Behandlungspflege ❻ ❺
Anleitung zur Behandlungspflege *für Patient/Angehörige (z.B. Injektionen, Wundbehandlung)* – Anzahl

Grundpflege und hauswirtschaftliche Versorgung
Unterstützungspflege nach § 37 (1a) SGB V
Krankenhausvermeidungspflege nach § 37 (1) SGB V
Grundpflege
hauswirtschaftliche Versorgung
Häufigkeit: tgl. | wtl. | mtl. — Dauer: vom | bis

Weitere Hinweise
❼
Vertragsarztstempel / Unterschrift des Arztes
Ausfertigung für die Krankenkasse
Muster 12a (10.2020)

MUSTER

❶ Bedrucken
❷ Diagnosen (ICD-Ziffer) eintragen
❸ Anlass eintragen (z.B. suizidale Krise; keine Tagesstrukturierung, Antriebsstörung
❹ Angabe Erst- oder Folgeverordnung; Datum Beginn und Ende eintragen
❺ Behandlungsfrequenz angeben
❻ »27a – psychiatrische häusliche Krankenpflege« eintragen
❼ Stempel/Unterschrift Therapeut*in

Allgemein: Dauer bis zu 4 Monaten; Therapieeinheit 60 Minuten (kleinere Zeiteinheiten möglich), bis zu 14 Therapieeinheiten/Woche. Für Versicherte ab 18 Jahren mit dem Ziel u. a. »Erkennen und Überwinden von Krisen«.
Beachte: Nur für bestimmte Störungsbilder! Zuzahlungspflichtig! Globales Funktionsniveau (GAF) stark reduziert (≤ 40–50) ; auf Seite 2 (INFO 29) müssen der/die Versicherte und der Pflegedienst Angaben machen.

Ausfüllhilfe: Verordnung häuslicher Krankenpflege II (Behandlungsplan)

Krankenkasse bzw. Kostenträger

Name, Vorname des Versicherten ❶ geb. am

Kassen-Nr. | Versicherten-Nr. | Status

Vertragsarzt-Nr. | VK gültig bis | Datum

❷

Vertragsarztstempel/Unterschrift überw. Arzt

Psychiatrische häusliche Krankenpflege | Behandlungsplan

Fähigkeitsstörungen/Einbußen

- ☐ Antrieb
- ☐ Ausdauer und Belastbarkeit
- ☐ formaler Denkablauf
- ☐ inhaltlicher Denkablauf
- ☐ Kontaktfähigkeit
- ☐ Konzentration/Merkfähigkeit
- ☐ Lernleistung
- ☐ Orientierung (zeitlich, örtlich, situativ, zur Person)
- ☐ problemlösendes Denken
- ☐ Realitätsbezug
- ☐ Tagesstrukturierung
- ☐ Zugang zur eigenen Krankheitssymptomatik
- ❸ Erkennen/Überwinden von Konfliktsituationen und Krisen

❸ **Eine positive Beeinflussbarkeit der Beeinträchtigungen ist durch die pHKP gegeben.**

❸ **Es liegt eine ausreichende Behandlungsfähigkeit zum Erreichen der Behandlungsziele vor**

Behandlungsplan: Ziele/Maßnahmen

- ☐ **Erreichen oder Aufrechterhaltung einer Pflegeakzeptanz (Beziehungsaufbau)**
- ❸ **Krisenintervention/Bewältigung von Krisensituationen** durch begleitende Hilfe bei den Aktivitäten des täglichen Lebens unter Berücksichtigung der Ressourcen der Patient*in
- ☐ **Entwicklung kompensatorischer Hilfen** bei krankheitsbedingten Beeinträchtigungen der Aktivitäten (Fähigkeitsstörungen) durch Vermittlung von adäquaten Copingstrategien, Alltagskompetenztraining und Psychoedukation
- ❸ **Erreichen einer höchstmöglichen Selbstständigkeit/Verbleib in häuslicher Umgebung**
- ☐ **Erreichen oder Erhalt einer zeitlichen, örtlichen, situativen und persönlichen Orientierung**
- ☐ **Training von Fähigkeiten und Fertigkeiten** zum eigenverantwortlichen Umgang mit der Erkrankung
- ☐ **Unterstützung zur Kontaktaufnahme zu anderen an der Versorgung beteiligten Einrichtungen**

GAF-Wert:

❹

❶ Bedrucken
❷ Stempel/Unterschrift Therapeut*in
❸ Markierte Kästchen ankreuzen (+ ggf. weitere)
❹ Globales Funktionsniveau (GAF) angeben (Bei Selbstgefährdung ist der GAF-Score ≤ 20)

INFO 30 • T

Umgang mit hochakuter Suizidalität (Person droht zu springen)

(1) Eigene Sicherheit im Blick behalten
Ausreichend Abstand zum Suizidanten und zur Sprungkante halten

(2) Person ansprechen, sich selbst vorstellen und transparent agieren
»Hallo. Mein Name ist XY, ich bin Psycholog*in und ich wurde von der Feuerwehr hinzugezogen. Wie heißen Sie? Wie darf ich Sie ansprechen? Kann ich etwas näher kommen, damit ich Sie besser verstehen kann? Ich gehe ganz langsam: Sagen Sie bitte unmittelbar Stopp, wenn ich Ihnen zu nahe kommen sollte.«

(3) Vorsichtige und vertrauliche Gesprächsaufnahme
»Ich kann mir gut vorstellen, dass man manchmal keine andere Möglichkeit mehr sieht, als sich das Leben zu nehmen. Wie ist es bei Ihnen dazu gekommen? Was ist passiert?«

Im Kern geht es darum, dem/der Suizident*in ein von Verständnis und Respekt getragenes Gespräch anzubieten, ihm/ihr zuzuhören und keine vorschnellen und ungebetenen Ratschläge zu erteilen. Bei längeren Gesprächen etwas zu trinken oder eine Zigarette anbieten.

Im Fall, dass die Person nicht reden möchte, ein einseitiges Gespräch anbieten: »Ist es okay, wenn ich ein bisschen was sage?«

(4) Ambivalenzen ansprechen*
Auf vorsichtige Art und Weise versuchen, an ambivalentes Erleben der Suizidenten anzuknüpfen: »Es ist schwer, sich das Leben zu nehmen und meistens bleiben Vorbehalte bis zuletzt: Gibt es sowas bei Ihnen? Also Zweifel oder auch Sorgen in Bezug auf eine Selbsttötung?«

(5) Nichts versprechen, was nicht eingehalten werden kann

(6) Offen auf die nächsten Schritte vorbereiten (wenn danach gefragt wird) und beruhigen
»Ich werde Sie von hier aus in eine Klinik begleiten. Ich lasse Sie nicht allein und wir werden gemeinsam mit einem Arzt darüber entscheiden, wie und wo Sie erst einmal Schutz finden.

Jeder hier wird sehr glücklich sein, wenn Sie sich entscheiden, nicht zu springen. Niemand wird Sie deshalb für einen Feigling halten.«

(7) Bezugspersonen nur nach einem sehr sorgfältigen Abwägungsprozess einbeziehen
Es sollte niemand hinzugezogen werden, zu dem widersprüchliche Gefühle bestehen

(8) Wenn Person springt, Augen schließen und Ohren zuhalten

* Suizidalität, die in der Öffentlichkeit ausgetragen wird – und damit die Möglichkeit externer Einflussnahme in Kauf nimmt – verweist auf ambivalente Motive, diese sollten vorsichtig und fragend angesprochen werden.

Umgang mit einem Suizidversuch in der laufenden Behandlung

(1) Klären, ob man die Behandlung fortsetzen kann
Grundsätzlich stellt ein Suizidversuch keinen Grund für einen Behandlerwechsel oder Behandlungsabbruch dar. Unter drei Bedingungen sollte dies jedoch zumindest erwogen werden:
(1) Ein Wechsel zu einem/einer erfahreneren Behandler*in kann indiziert sein, wenn im Zuge des Suizidversuchs neue klinische Daten zu Tage getreten sind (z. B. psychotische Symptome, Substanzmissbrauch) oder deutlich geworden ist, dass es eine intensivere Form der Behandlung braucht.
(2) Ein Wechsel zu einem/einer anderen Behandler*in kann indiziert sein, wenn es Hinweise darauf gibt, dass ein Suizidversuch vorgenommen wurde, um Druck auf den/die Behandler*in auszuüben bzw. eine dysfunktionale therapeutische Beziehung aufrechtzuerhalten.
(3) Ein Behandlungsabbruch ist (immer) indiziert, wenn der/die Behandler*in sich durch den/die Patient*in persönlich bedroht fühlt und um die eigene Sicherheit fürchtet.

Im Rahmen einer Supervision/Intervision sollte vorab geklärt werden, ob und unter welchen Rahmenbedingungen eine Behandlung fortgesetzt wird. Natürlich muss der/die Patient*in bei einem Behandlerwechsel unterstützt werden.

(2) Narratives Interview und Kettenanalyse durchführen
In der Sitzung sollte natürlich zunächst die persönliche Erleichterung zum Ausdruck gebracht werden, dass der/die Patient*in noch lebt. Im Nachgang sollte der Suizidversuch mithilfe eines narrativen Interviews (**AB 23** »Narratives Interview«) und einer Kettenanalyse (**AB 24** »Kettenanalyse«) exploriert werden.

(3) Notfallplan aktualisieren
Es muss geklärt werden, warum der Notfallplan nicht funktioniert hat; dieser sollte angepasst werden. Zudem bedarf es unter Umständen einer weiteren Motivierung, diesen in Notsituationen zu nutzen.

(4) Behandlungsplan anpassen
Es sollte geklärt werden, ob und inwieweit sich Therapieziele verändert haben. Braucht es ein anderes therapeutisches Vorgehen und müssen Themen in den Fokus genommen werden, die bisher ausgespart wurden? Muss die Prozessgestaltung innerhalb der Therapiesitzungen angepasst werden?

(5) Vertrauensfrage klären
Eigene Ambivalenz sollte zum Ausdruck gebracht werden (»Ich freue mich sehr, dass Sie heute hier sind und möchte Sie sehr gerne auf Ihrem weiteren Weg begleiten. Gleichzeitig mache ich mir große Sorgen, dass Sie erneut versuchen könnten, sich etwas anzutun; dass Sie mich in diese Entscheidung nicht einbeziehen und ich mir deshalb permanent Sorgen um Sie machen muss. Wie soll ich damit umgehen?«) und etwaige Vorbehalte der Patient*innen müssen geklärt werden (»Wie geht es Ihnen denn mit mir, immerhin hat die Behandlung bislang offensichtlich nicht dazu beigetragen, dass es Ihnen besser geht?«).

Informationen für Angehörige und Freunde I

Suizidalität ist ein Tabuthema. Aus diesem Grund schrecken viele Betroffene davor zurück, ihre Empfindungen mit Angehörigen und Freund*innen zu besprechen. Sie schämen sich, sie befürchten, dass sie diese übermäßig ängstigen könnten und/oder dass diese auf wenig hilfreiche Weise reagieren. Gleichzeitig fühlen sich viele, die mitbekommen oder vermuten, dass ein*e Freund*in oder ein Angehöriger über einen Suizid nachdenkt, unsicher, ob und wie sie ihre Vermutung ansprechen sollen.

(1) Suizidgedanken ansprechen und ernstnehmen

Wenn Sie – aus welchem Grund auch immer – befürchten, dass eine Ihnen nahestehende Person darüber nachdenkt, sich das Leben zu nehmen, dann sprechen Sie die Person unmittelbar auf nicht-wertende und zugewandte Weise an. Schildern Sie Ihren Eindruck und benennen Sie Ihre Sorge:

Beispiel

- Ich habe den Eindruck, dass es dir in letzter Zeit überhaupt nicht gut geht und irgendwie bekomme ich gar nicht mehr so richtig mit, was dir durch den Kopf geht.
- Vielleicht liege ich ja völlig falsch, aber kann es sein, dass du auch daran denkst, dir was anzutun? Was genau geht dir denn durch den Kopf?
- Denkst du darüber nach, dir das Leben zu nehmen?

Reagieren Sie verständnisvoll, lassen Sie die Person erzählen und machen Sie keine vorschnellen Änderungsvorschläge! Hören Sie einfach zu und versuchen Sie die Situation aus der Perspektive der betroffenen Person zu verstehen.

Verzichten Sie darauf, die Sichtweise der suizidalen Person zu bewerten (»Aber deshalb bringt man sich doch nicht um!«) oder gar abzuwerten (»Das sind doch völlig bescheuerte Ideen!«, »Anderen geht es doch viel schlechter als dir.«, »Das kannst du uns doch nicht antun!«).

Machen Sie sich klar, dass es gut ist, wenn die Person mit Ihnen über Selbsttötungsabsichten spricht. Es bedeutet, dass die Entscheidung noch nicht gefallen ist und die Person noch etwas vom Leben will – andernfalls würde sie nicht mit Ihnen reden. Es bedeutet zudem, dass sie Ihnen vertraut und bereit ist, sehr intime Gedanken mit Ihnen zu besprechen.

(2) Hilfe anbieten und Hilfe organisieren

Fragen Sie im Gespräch offen danach, was die betroffene Person gerade braucht und was ihr helfen könnte. Schließen Sie nicht von sich auf andere, sondern respektieren Sie die Wünsche Ihres Gegenübers! Bieten Sie klare Hilfen an und machen Sie keine Versprechungen, die sie nicht einhalten können.

Beispiel

Wie kann ich dich im Moment am besten unterstützen? Was würdest du dir wünschen?

Suizidgedanken müssen immer ernstgenommen werden. Helfen Sie der betroffenen Person, in Kontakt zum professionellen Hilfesystem zu treten bzw. vermitteln Sie einen Kontakt zu einem regionalen Krisendienst (lässt sich in der Regel im Internet recherchieren), zu einer Psychotherapiepraxis oder -ambulanz (www.bptk.de/service/therapeutensuche/), eine*r Psychiater*in bzw. zu einem psychiatrischen Krankenhaus. Wenden Sie sich an Ihre*n Hausärzt*in oder den Sozial-Psychiatrischen Dienst Ihrer Stadt, wenn Sie hierbei Unterstützung benötigen. Achten Sie darauf, dass professionelle Behandlungsangebote *nie* als Strafreiz angedroht werden (»Dann musst du eben in die Klinik«), sondern immer als hilfreiche Unterstützungsmöglichkeit in einer schwierigen Lage.

Seien Sie bereit dazu, Ihre*n Angehörige*n zur nächsten psychiatrischen Klinik zu fahren bzw. den Notarzt (112) zu alarmieren, wenn Sie sich große Sorgen um Ihre*n Angehörige*n machen. Suchen Sie immer sofort eine*n Ärzt*in auf, wenn jemand Ihnen mitteilt, dass er/sie soeben einen Suizidversuch unternommen hat.

(3) Suizidmittel beseitigen, unzugänglich oder unschädlich machen

Achten Sie grundsätzlich darauf, dass mögliche Suizidmittel nicht ohne Weiteres zugänglich sind. Besprechen Sie mit der betroffenen Person, wie sich am besten eine »Kurzschluss«-Reaktion verhindern lässt. Räumen Sie – in Absprache mit der Person – beispielsweise die Hausapotheke aus oder nehmen Sie letale Medikamente, die Autoschlüssel/Seile/Messer/Rasierklingen/Waffen übergangsweise an sich. Begegnen Sie Autonomiewünschen mit Respekt und versuchen Sie die Beseitigung der Mittel zu einer gemeinsamen Aktion zu machen.

(4) Auf sich selbst achten

Die Begleitung suizidaler Menschen ist anstrengend und beängstigend – und dies nicht selten über längere Zeiträume hinweg. Passen Sie daher sehr gut auf sich auf und organisieren Sie sich selbst Hilfe. Sprechen Sie auf jeden Fall mit Freund*innen über die Situation und scheuen Sie sich keinesfalls, selbst fachliche Hilfe in Anspruch zu nehmen.

Wichtig

Nehmen Sie sich Folgendes zu Herzen: Sie können Ihre Hilfe anbieten, aber Sie sind nicht verantwortlich für das Erleben, die Entscheidungen und Handlungen der/des Betroffenen!

Informationen für Angehörige und Freunde II: Mythen

Wenn man Menschen auf Suizidgedanken anspricht, bringt man sie erst auf die Idee.
Dem ist nicht so. Fragen nach Suizidgedanken machen nicht suizidal und tragen auch nicht dazu bei, dass sich Suizidgedanken intensivieren. Dies konnte in hochwertigen Studien wiederholt gezeigt werden. Offene Fragen nach Suizidgedanken sind also unproblematisch. Wer sie stellt, zeigt Betroffenen, dass er mitbekommen hat, wie schlecht es diesen geht, dass er sich um sie sorgt und dass er es aushalten kann, wenn diese lebensmüde Gedanken haben. Ein offenes Gespräch über Todes- und Suizidwünsche hilft gegen Isolation und Einsamkeit. Der Eindruck, eine*n verlässliche*n Gesprächspartner*in zur Verfügung zu haben, reduziert zudem die Wahrscheinlichkeit, dass Betroffene sich im Internet anonyme Gesprächspartner*innen suchen.

Wer vom Suizid spricht, tut es nicht.
Etwa die Hälfte der Menschen, die einen Suizid unternehmen, kündigen diesen vorher an und geben ihrer Umwelt damit eine Chance, ihnen zu helfen. Der Satz muss also genau umgekehrt werden: Wer vom Suizid spricht, ist auch in Gefahr, durch einen Suizid zu sterben.

Wer wirklich sterben will, macht keine Zukunftspläne.
Suizidale Personen befinden sich in aller Regel in einem Zustand der Ambivalenz: Auf der einen Seite steht der Wunsch zu sterben bzw. so nicht mehr leben zu wollen, auf der anderen Seite gibt es noch Wünsche an das Leben bzw. Ängste vor dem Sterben oder Totsein. Ambivalenz ist kein Zeichen dafür, dass etwas an der Person nicht stimmt, sondern eine normale – uns allen bekannte – Begleiterscheinung von schwierigen Entscheidungen. Ambivalenz kann sich so äußern, dass eine betroffene Person einerseits von drängenden Suizidgedanken und Suizidplänen berichtet und sich andererseits mit Freund*innen trifft, eine Urlaubsreise bucht und die berufliche Wiedereingliederung plant. Die Auseinandersetzung mit Zukunftsplänen ist daher (leider) kein untrügliches Zeichen dafür, dass eine suizidale Krise überwunden wurde. Natürlich ist es gut, wenn es eine lebenswillige Seite der betroffenen Person gibt – es bedeutet nur nicht, dass es nicht auch noch einen lebensmüden Teil gibt. Bleiben Sie daher wachsam und im Gespräch mit der Person.

Wenn jemand aus freien Stücken aus dem Leben scheiden will, dann hat man nicht das Recht, ihn/sie davon abzuhalten.
Suizidideen entstehen in der Regel nicht aus einer »freien« Entscheidung heraus, sondern weil die Person keinen anderen Ausweg aus einer schwierigen Lebenssituation sieht. Betroffene sind überflutet von negativen Empfindungen und das Denken engt sich auf eine einzelne Handlungsoption ein. In den meisten Fällen geht es dabei weniger darum, das Leben zu beenden, sondern vielmehr darum, Leiden zu beenden. Mit einer Entspannung der Situation verliert auch der Suizidwunsch an drängender Notwendigkeit. In diesem Sinne sind die meisten Personen, die einen Suizidversuch unternommen haben, sehr glücklich darüber, diesen überlebt zu haben.

Suizidale Menschen müssen immer stationär und immer mit Medikamenten behandelt werden.
Es kann Situationen geben, in denen eine stationäre und auch eine medikamentöse Behandlung einer suizidalen Person unvermeidlich ist. Dies ist aber nicht die Regel. Die meisten suizidalen Krisen lassen sich in einer ambulanten Behandlung, d. h. außerhalb eines Krankenhauses, angehen und überwinden. Eine medikamentöse Behandlung ist dabei nicht zwingend erforderlich. Tatsächlich gibt es (bislang) keine Akutmedikamente, die suizidales Erleben wirksam reduzieren. Intensive psychosoziale Unter-

Informationen für Angehörige und Freunde II: Mythen

stützungsangebote wie Beratung und Psychotherapie stellen hingegen wirksame Maßnahmen im Umgang mit suizidalem Erleben und Verhalten dar.

Eine Person, die einmal versucht hat, sich das Leben zu nehmen, wird es immer wieder tun.
Nein, bei den allermeisten Betroffenen bleibt ein Suizidversuch ein einmaliges Ereignis im Leben! Es besteht also eine sehr hohe Wahrscheinlichkeit, dass eine suizidale Krise vollständig überwunden wird. Gleichzeitig ist ein Suizidversuch immer sehr ernst zu nehmen und insbesondere in den ersten zwei Jahren nach einem Suizidversuch besteht ein erhöhtes Risiko für erneute Suizidversuche und Suizide. Suizidversuche sollten daher therapeutisch aufgearbeitet und (private/professionelle) Unterstützungsangebote nachhaltig gestaltet werden.

Zu viel Zuwendung und Unterstützung macht die suizidale Person abhängig.
Ja, das kann vorübergehend der Fall sein. Es ist aber nicht schlimm und in der Regel kein anhaltender Zustand. In suizidalen Krisen nimmt die Problemlösekompetenz stark ab; entsprechend sind manche Betroffene genauso abhängig vom Beistand durch andere wie jemand mit zwei Gipsarmen abhängig ist von der Unterstützung anderer. Und wahrscheinlich käme niemand auf die Idee, der Person mit den gebrochenen Armen Hilfe und Unterstützung vorzuenthalten, weil man sie dadurch von sich abhängig machen könnte! Nach Überwindung der Krise wird die Person wieder selbst in der Lage sein, ihre Angelegenheiten zu regeln.

4 Psychotherapie suizidaler Patient*innen

Zusammenfassung

In diesem Kapitel werden Materialien zur Aufarbeitung einer suizidalen Krise und zur Prävention erneuter Suizidhandlungen bereitgestellt. Im Einzelnen geht es darum, ein genaues Verständnis einer suizidalen Krise zu erlangen und basierend auf dem individuellen Fallkonzept solche Vorstellungen/Annahmen/Überzeugungen zu modifizieren, die eine suizidale Krise bedingen und intensivieren. Ergänzt wird das Kapitel durch Materialien zur gezielten Rückfallprävention.

Jenseits der kurzfristigen Krisenintervention empfiehlt sich eine Psychotherapie zur weiteren Aufarbeitung der suizidalen Krise bzw. eines zurückliegenden Suizidversuchs. Psychotherapeutische Behandlungen haben sich als effektiv hinsichtlich der Prävention (wiederholter) Suizidversuche erwiesen – dies gilt insbesondere für kognitiv-verhaltenstherapeutische Ansätze und die Dialektisch-Behaviorale Therapie (Calati & Courtet, 2016; DeCou et al., 2019; Gøtsche & Gøtsche, 2017; Hawton et al., 2016; siehe aber auch Fox et al., 2020). Von zentraler Bedeutung ist es dabei, dass das suizidale Erleben und Verhalten den Fokus der Behandlung darstellen. So haben Interventionen, die auf die Reduktion assoziierter Psychopathologie (z. B. Depression, Hoffnungslosigkeit) abzielen, zumeist keinen signifikanten Effekt auf suizidales Erleben und Verhalten (Cuijpers et al., 2013; Meerwijk et al., 2016). Vor dem Hintergrund, dass suizidales Verhalten funktional unabhängig von depressivem Erleben und anderen psychopathologischen Belastungen auftritt oder sich im Verlauf zunehmend verselbstständigt, scheint es also nicht auszureichend, zum Beispiel eine Depressionsbehandlung vorzunehmen, um suizidalem Verhalten vorzubeugen. Darüber hinaus scheint eine intensivierte Behandlung mit mehr als einer Sitzung pro Woche von Vorteil zu sein (Calati & Courtet, 2016).

Aktuelle Ansätze zur kognitiven Therapie suizidaler Handlungen (Bryan & Rudd, 2018; Wenzel et al., 2009) verstehen sich dabei als Kurzzeittherapien, die in Ergänzung zu anderen Therapien eingesetzt werden können und sich in verschiedene Therapiephasen untergliedern lassen: Zu Behandlungsbeginn geht es darum, eine suizidale Krise zu verstehen, Ansatzpunkte für die Behandlung zu identifizieren und krisentherapeutische Strategien zu implementieren, um eine größtmögliche Patientensicherheit herzustellen. Im weiteren Therapieverlauf werden kognitiv-verhaltenstherapeutische Standardmethoden verwendet, um die sogenannten »suicide drivers«, d. h. individuell bedeutsame Risikofaktoren für die Entstehung und Aufrechterhaltung suizidaler Krisen, zu identifizieren und zu modifizieren. Im Zentrum steht hierbei die Identifikation und Modifikation von automatischen Gedanken, Annahmen und Überzeugungen, die im Rahmen einer suizidalen Krise bzw. im Vorfeld eines Suizidversuchs aktiviert waren oder einen dispositionellen Risikofaktor darstellen. Zur Modifikation entsprechender Annahmen und Vorstellungen lässt sich sowohl auf klassische Infragestellungsmethoden als auch auf stärker behavioral-orientierte Methoden zurückgreifen. Zum Therapieabschluss werden die erworbenen Fertigkeiten im Hinblick auf die Prävention zukünftiger suizidaler Handlungen zusammengefasst und im Rahmen einer sogenannten Relapse Prevention Task imaginativ erprobt. Alternativ lassen sich auch andere Strategien der Rückfallprävention nutzen. Schlussendlich verweisen diverse Studien auf den Nutzen von Kontaktinterventionen, bei denen zu ehemals suizidalen Patient*innen über das Therapieende hinaus mittels Briefen/Postkarten Kontakt gehalten wird.

Arbeitsmaterial

AB 22 Phasenmodell der Psychotherapie mit suizidalen Patient*innen

Die Psychotherapie suizidaler Patient*innen lässt sich in drei Phasen unterteilen (Bryan & Rudd, 2018; Wenzel et al., 2009): Das Ziel der *Eingangsphase* besteht darin, die suizidale Krise zu verstehen, d. h. ein Fallkonzept zu entwickeln, auf dessen Basis die Therapieplanung erfolgen kann, und Krisenstrategien (s. Kap. 3) zu nutzen, um eine sichere Basis für die weiterführende Behandlung zu schaffen. In der eigentlichen *Therapiephase* werden Interventionen genutzt, um die sogenannten Suizidtreiber (suicide drivers), d. h. solche Kognitionen, Emotionen, Verhaltensweisen, die die suizidale Krise bedingen und/oder intensivieren, zu modifizieren. Hierzu können Methoden der kognitiven Umstrukturierung genauso genutzt werden wie verhaltensorientierte oder emotionsfokussierte Interventionen. In der *Abschlussphase* werden die Therapieinhalte zusammengefasst, es wird geprüft, inwieweit Patient*innen in der Lage sind, die erworbenen Fertigkeiten zielbezogen einzusetzen und künftige suizidale Krisen werden vorweggenommen. Die Behandlung zielt darauf ab, (1) das Risiko eines Übergangs von Suizidgedanken zu Suizidhandlungen und (2) Suizidgedanken zu reduzieren.

AB 23 Narratives Interview

Das Ziel des narrativen Interviews besteht darin – vor dem Hintergrund des jeweiligen biografischen Kontextes –, ein gemeinsames Verständnis der suizidalen Krise einer Person zu entwickeln. Im Mittelpunkt stehen die Identifikation individueller Muster, die zu suizidalen Verhalten führten, wie auch persönliche Vulnerabilitäten und Trigger-Ereignisse (Gysin-Maillart & Michel, 2013). Das narrative Interview ist dabei als Teil eines diagnostischen Trichterprozesses zu verstehen: Zunächst wird der Blick ganz weit gemacht und es werden Lebensumstände, biografische Erfahrungen und Belastungen im Vorfeld einer suizidalen Krise betrachtet, um dann in einem zweiten Schritt die spezifischen Gedanken, Symptome und Verhaltensweisen in der Zeit kurz vor einem Suizidversuch (oder zum Höhepunkt einer suizidalen Krise) im Rahmen einer Kettenanalyse (**AB 24**) sehr genau und spezifisch zu betrachten.

AB 24 Kettenanalyse

Im Nachgang zum narrativen Interview lässt sich das Problemverständnis dadurch verfeinern, dass die Prozesse im unmittelbaren Vorfeld eines Suizidversuchs (bzw. des Höhepunktes einer suizidalen Krise) auf Mikroebene analysiert werden. Es geht also darum, ein detailliertes und möglichst akkurates Verständnis der suizidalen Krise zu entwickeln. Im Fokus steht insbesondere die Identifikation solcher Kognitionen (**INFO 34** »Suizidale Kognitionen«), die suizidales Erleben im konkreten Fall bedingt oder intensiviert haben.

INFO 34 Suizidale Kognitionen

Im Rahmen verschiedener Suizidtheorien wird unterschiedlichen Kognitionen besondere Bedeutung für die Entstehung und Aufrechterhaltung suizidaler Krisen beigemessen: Im kognitiven Modell (Wenzel & Beck, 2008) gelten Hoffnungslosigkeit und der Eindruck, eine Situation nicht länger aushalten zu können (Unaushaltbarkeit) als zentral. In der *Interpersonalen Theorie suizidalen Verhaltens* (Joiner, 2005) gelten die Wahrnehmung, eine Last für andere (perceived burdensomeness) und nicht Teil einer wertgeschätzten sozialen Gruppe zu sein (thwarted belongingness), als zentral. Im *Integrativen Motivational-Volitionalen Modell suizidalen Verhaltens* (O'Connor & Kirtley, 2018) wird der Eindruck, vom Leben besiegt (defeat) zu sein und einer ausweglosen Situation nicht entkommen zu können (entrapment), als zentral gesehen. Andere Autor*innen betonen die grundsätzliche Bedeutung negativer Kognitionen für das Verständnis suizidaler Krisen, ohne bestimmte Denkinhalte besonders hervorzuheben (Roeder & Cole, 2019; Rudd, 2006). Im Rahmen der Erstellung des Fallkonzepts sollten Therapeut*innen daher einerseits theoriegeleitet explorieren und andererseits offen bleiben für individuell-relevante Problemkonstellationen.

AB 25 Suizidaler Modus

Die Ergebnisse der Problemanalyse sollten in einem individuellen Störungsmodell zusammengefasst werden. Die Kognitionen, Gefühle, Verhaltensweisen und Körperzustände, die während einer suizidalen Krise aktiviert sind (suizidaler Modus; Bryan & Rudd, 2018), definieren – gemeinsam mit vorbestehenden Vulnerabilitäten – zudem die Ansatzpunkte der Behandlung. Anhand dieses Arbeitsblatts kann erläutert werden, wie suizidales Verhalten bei der betreffenden Person »funktioniert« und worauf sich die Behandlung bestenfalls konzentrieren sollte. Das Störungsmodell wird über den gesamten Therapieprozess hinweg ergänzt, modifiziert oder verändert, je nachdem, welche neuen Informationen gewonnen werden.

AB 26 Verbindliche Behandlungszusage

Rudd et al. (2006) empfehlen, mit Patient*innen zu Therapiebeginn eine verbindliche Behandlungszusage (Commitment to Treatment Statement, CTS) zu vereinbaren und zu verschriftlichen. Patient*innen verpflichten sich darin, Verantwortung für ihre Behandlungsbeteiligung und ihr eigenes Leben zu übernehmen. Ergänzt wird die verbindliche Behandlungszusage immer durch einen Notfallplan. Beides wird an die spezielle Situation des/der jeweiligen Patient*in angepasst und bestenfalls handschriftlich verfasst. Anders als ein Antisuizidvertrag beinhaltet die verbindliche Behandlungszusage kein Versprechen, sich nichts anzutun, sondern vielmehr eine Erklärung für das Leben.

INFO 35 Distanz zu belastenden Gedanken aufbauen
INFO 36 Infragestellung von belastenden Gedanken/Vorstellungen
AB 27 Kritische Prüfung belastender Gedanken/Vorstellungen

Im Rahmen der kognitiven Therapie suizidalen Verhaltens (Bryan & Rudd, 2018; Wenzel et al., 2009) wird insbesondere der Modifikation dysfunktionaler Annahmen und Überzeugungen maßgebliche suizidpräventive Bedeutung beigemessen. Aufbauend auf der Entwicklung eines individuellen Fallkonzepts, d. h. einem individualisierten Verständnis des suizidalen Modus, geht es darum, solche Überzeugungen/Vorstellungen zu bearbeiten, die suizidales Erleben bedingen und aufrechterhalten. Die Informations- und Arbeitsblätter dienen dazu, das kognitive Modell zu vermitteln und allgemeine Hinweise zur Auseinandersetzung mit belastenden Kognitionen zu geben.

INFO 37 Eindruck, eine Last für andere zu sein

Eine bedeutsame Kognition im Kontext suizidaler Krisen ist die Annahme, eine Last für andere zu sein (Joiner, 2005; Chu et al., 2017b). Diese Beurteilung kann sich zu der Ansicht steigern, dass der eigene Tod eine (erwünschte) Erleichterung für das Umfeld darstellen würde. Tatsächlich fühlen sich Familienmitglieder durch das Zusammenleben mit einer psychisch erkrankten Person oft stark belastet – dies bedeutet aber keineswegs, dass es ihnen lieber wäre, wenn die Person tot wäre. Verschiedene Interventionen lassen sich nutzen, um Betroffenen dabei zu helfen, die Auswirkungen ihres Todes und die Bedeutung, die sie für andere Personen haben, wieder realistischer einzuschätzen bzw. sich insgesamt wieder als weniger belastend für andere zu erleben.

INFO 38 Fehlendes Zugehörigkeitserleben, Einsamkeit und Alleinsein
AB 28 Soziales Netzwerk
AB 29 Stern-Personen
INFO 39 Kontaktmöglichkeiten

Der Eindruck, nicht Teil einer wertgeschätzten Gruppe zu sein, Isolation, Einsamkeit und fehlendes Zugehörigkeitserleben gelten als zentrale Risikofaktoren für suizidales Verhalten (Joiner, 2005). Der Auseinandersetzung mit Fragen der sozialen Integration kommt im Rahmen der Suizidprävention somit große Bedeutung zu. Das konkrete therapeutische Vorgehen richtet sich nach dem individuellen Fallverständnis: Ist die betroffene Person tatsächlich einsam oder steht ein subjektiver Eindruck fehlender Zugehörigkeit im Vordergrund? Warum fällt es der Person schwer, soziale Kontakte aufzubauen, bzw. warum werden soziale Kontakte nicht als (ausreichend) befriedigend erlebt? In Abhängigkeit vom individuellen Fallkonzept müssen sehr unterschiedliche Behandlungswege beschritten werden.

AB 30 Dankbarkeitstagebuch

AB 31 Dankbarkeitsbrief

Der Nutzen positiv-psychologischer Interventionen ist für die Behandlung suizidaler Patient*innen noch nicht gut belegt (Celano et al., 2017; Hirsch et al., 2019). Huffman et al. (2014) konnten jedoch zeigen, dass suizidale Patient*innen Dankbarkeitsinterventionen gegenüber aufgeschlossen sind. Diese beiden Arbeitsblätter können u. a. genutzt werden, um Zugehörigkeitserleben zu stärken (Lyubomirsky, 2008).

INFO 40 Hoffnungslosigkeit

AB 32 Problemkuchen

Eine generalisierte negative Erwartungshaltung gegenüber der eigenen Person, der eigenen Handlungsmöglichkeiten und der Zukunft steht im Zentrum vieler suizidaler Krisen (Wenzel & Beck, 2008): Das Eintreten hoch aversiver Ereignisse wird als wahrscheinlich, das Eintreten erwünschter Ereignisse als extrem unwahrscheinlich angesehen und eine Veränderung der Situation zum Besseren erscheint illusorisch. Methoden der kognitiven Umstrukturierung, Ressourcenaktivierung und strukturgebende Interventionen lassen sich nutzen, um das Erleben von Hoffnungslosigkeit einzugrenzen.

AB 33 Hope Box

Ergänzend kann ein Hope Kit erstellt werden (Wenzel et al., 2009). Hierbei kann es sich um eine Box, einen Koffer oder eine Tasche, die mit Gegenständen angefüllt wird, handeln, welche an persönliche Gründe für das Weiterleben erinnern.

INFO 41 Entrapment

AB 34 Problemlöseschema

In verschiedenen Suizidtheorien gilt Entrapment, d. h. der Eindruck, in einer ausweglosen Situation gefangen zu sein, als zentrale Suizidgedanken evozierende Kognition (O'Connor & Kirtley, 2018; Williams, 2001). Galynker (2017) postuliert, dass der Zustand, unmittelbar vor einer Suizidhandlungen v. a. durch Entrapment charakterisiert ist. Entrapment kann dabei durch inneres Erleben (Symptome, Gedanken) als auch durch äußere Belastungsfaktoren bedingt sein.

Verschiedene Interventionen lassen sich nutzen, um gegen den Eindruck der Ausweglosigkeit vorzugehen. Der Verbesserung der Problemlösekompetenz suizidaler Patienten kommt dabei besondere Bedeutung zu. Problemlösetrainings sind entsprechend Teil verschiedenster Ansätze zur Behandlung suizidaler Patient*innen (Hawton et al., 2016).

INFO 42 Wertlosigkeit

Der Eindruck, nicht liebenswert, inkompetent und wertlos zu sein, beschäftigt viele suizidale Patient*innen (Bryan et al., 2014) und kann sich bis zu weitreichendem Selbsthass steigern. Entsprechende Kognitionen sollten immer dann zum therapeutischen Fokus gemacht werden, wenn sie nicht nur allgemein zu depressivem Erleben Anlass geben, sondern auf spezifische Weise suizidalem Erleben Vorschub leisten. Wiederum lassen sich sowohl kognitive als auch verhaltensbezogene Interventionen nutzen, um eine Distanzierung von Wertlosigkeitskognitionen zu erzielen.

INFO 43 Unaushaltbarkeit

Der Eindruck, emotionalen Schmerz nicht länger aushalten zu können bzw. »Ruhe« haben zu wollen, wird von Betroffenen als häufigstes Motiv für einen Suizid genannt (May et al., 2020). Im kognitiven Modell suizidalen Verhaltens (Wenzel & Beck, 2008) gelten Unaushaltbarkeitskognitionen (unbearability) – neben dem Erleben von Hoffnungslosigkeit – als zentrale Suizidkognition. Methoden der kognitiven Umstrukturierung können genutzt werden, um entsprechende Vorstellungen zu modifizieren; bedeutsamer ist es aber sicherlich, Betroffenen Strategien zum Umgang mit Hochspannung zu vermitteln. Ausführliche Hinweise werden hierzu im Kontext der Dialektisch-Behavioralen Therapie (Bohus & Wolf, 2018) gegeben.

AB 35 Bewältigungskarten

Um funktionales Denken während suizidaler Krisen zu erleichtern, empfehlen Wenzel et al. (2009) den Einsatz sogenannter Bewältigungskarten. Bewältigungskarten sind kreditkartengroße Kärtchen, die Patient*innen jederzeit bei sich tragen können und auf die u. a. zentrale dysfunktionale Annahmen/Überzeugungen samt funktionaler Alternativannahmen geschrieben werden können. Auf der Karte werden also in prägnanter Form die Ergebnisse der Disputationen zusammengefasst. Patient*innen sollten die Karten regelmäßig – auch außerhalb krisenhafter Zuspitzungen – lesen, um sie möglichst stark zu internalisieren.

AB 36 Rückfallpräventionsübung

Bei der Rückfallpräventionsübung handelt es sich um eine Vorstellungsübung, in der Patient*innen angeleitet werden, sich eine zurückliegende und eine antizipierte zukünftige suizidale Krise zu vergegenwärtigen und den Einsatz von Bewältigungsstrategien in sensu zu erproben (Bryan & Rudd, 2018; Wenzel et al., 2009). Die Technik dient am Ende der Behandlung sowohl zur Konsolidierung der Therapieinhalte als auch zur Kontrolle, ob Patient*innen in der Lage sind, die entwickelten Strategien – zumindest in der Vorstellung – einzusetzen. Die Rückfallpräventionsübung lässt sich auch nutzen, um zu überprüfen, wie leicht es durch eine Stimmungsverschlechterung bzw. die Erinnerung an die letzte suizidale Krise zu einer erneuten Aktvierung des suizidalen Erlebens- und Verhaltensmodus kommt.

AB 37 Flagging the Minefield

Die Technik des »Flagging the Minefield« stammt aus der Systemischen Therapie und dient dazu – auf spielerische Weise –, eigene Einflussmöglichkeiten auf die Entstehung und Intensivierung psychischer Probleme (hier: Suizidalität) zu verdeutlichen (Willutzki & Teismann, 2013). Sie lässt sich nutzen, um potenzielle Rückfallszenarien zu identifizieren und alternative Bewältigungsreaktionen vorzubereiten. Es ist unbedingt darauf zu achten, dass Patient*innen bei der Umsetzung der Übung nicht den Eindruck gewinnen, dass ihnen die Schuld an ihren Problemen zugeschrieben werden sollte.

AB 38 Brief an das suizidale Selbst

Grundsätzlich ist das Auftreten erneuter suizidaler Gedanken nicht unwahrscheinlich, so weisen Suizidgedanken im Kontext depressiver Episoden beispielsweise eine erhebliche Stabilität auf (Oquendo et al., 2004; Williams et al., 2006). Vor diesem Hintergrund empfiehlt Freedenthal (2017), dass Patient*innen solche Erkenntnisse und Strategien, die in der Auseinandersetzung mit der überwundenen Krise hilfreich waren, in einem Brief an sich selbst zusammenfassen, um sie so für eine zukünftige Krise verfügbar zu haben.

AB 39 Kontaktintervention: Briefvorlage I

AB 40 Kontaktintervention: Briefvorlage II

In einer Studie von Motto und Bostrom (2001) hat sich eine sogenannte Kontaktintervention als erstaunlich wirksam erwiesen. In dieser Studie boten die Autoren Patient*innen, die wegen Depression und/oder Suizidalität im Krankenhaus behandelt wurden, an, dass ihnen nach ihrer Entlassung in regelmäßigen Abständen ein kurzer Brief zugeschickt werde. Die Teilnehmer*innen der Interventionsgruppe erhielten über fünf Jahre hinweg (etwa alle drei Monate) einen individualisierten Brief. Diese unterschieden sich im Text; in allen wurde jedoch der Wunsch zum Ausdruck gebracht, es möge der Person gut gehen, und es wurde ihr angeboten, sich bei Bedarf melden zu können. Die Proband*innen der Kontrollgruppe blieben ohne aktive Kontaktaufnahme. In der Gruppe, die diese Briefe erhielt, kam es in den folgenden fünf Jahren zu signifikant weniger Suiziden als in der Gruppe, die keine Briefe erhielt. Der Effekt war dabei in den ersten zwei Jahren am deutlichsten (und verlor sich über den 15-jährigen Nachuntersuchungszeitraum). Auch wenn sich die Befundlage zur Effektivität entsprechender Postkarten- bzw. Briefinterventionen in Folgestudien nicht als vollständig konsistent erwiesen hat (Milner et al., 2015), ist die Intervention so unaufwändig und kostengünstig, dass eine Anwendung empfohlen werden kann (und beispielsweise auch Teil des Attempted Suicide Short Intervention Programms, ASSIP, von Gysin-Maillart und Michel (2013) ist).

Phasenmodell der Psychotherapie mit suizidalen Patient*innen

Suizidales Erleben und Verhalten zum expliziten Therapiefokus machen

(1) Suizidale Krise verstehen, Sicherheit herstellen

(Narratives Interview, Kettenanalyse, Fallkonzept Risikoabschätzung , Notfallplan, Behandlungsvereinbarung)

↕

(2) »Suizidtreiber« modifizieren

(Kognitive Interventionen, Verhaltensaktivierung, Verbesserung sozialer Beziehungen, Symptomkontrolle)

↕

(3) Rückfällen vorbeugen

(Rückfallpäventionsübung, Flagging the minefield, Brief an das suizidale Selbst)

Ziele:
(1) Verhindern, dass Suizidgedanken in suizidales Verhalten münden
(2) Suizidgedanken reduzieren

AB 23 • T

Narratives Interview

»Ich würde Sie bitten, mir zu erzählen, wie es zu dem Suizidversuch kam. Erzählen Sie mir Ihre Geschichte, so wie Sie sie erlebt haben. Beginnen Sie da, wo Sie denken, dass die Geschichte ihren Anfang genommen hat.«

> **Hinweis**: Vertrauen Sie auf die »Erzählkompetenz« Ihrer Patient*innen. Lassen Sie Pausen im Sprechfluss zu, unterbrechen Sie nicht (selbst wenn einzelne Punkte für Sie noch unklar bleiben). Unterstützen Sie nur dann, wenn Ihre Patient*innen sehr wortkarg sind.

Stellen Sie erst dann ergänzende offene Fragen, wenn die Geschichte zu Ende erzählt wurde: »Damit ich es richtig verstehe … Können Sie mir das genauer erklären? Können Sie mir noch mehr über … erzählen?« Bedanken Sie sich abschließend für das Vertrauen des/der Patient*in: »Vielen Dank, dass Sie Ihre Geschichte mit mir geteilt haben!«

AB 24 • T P

Kettenanalyse

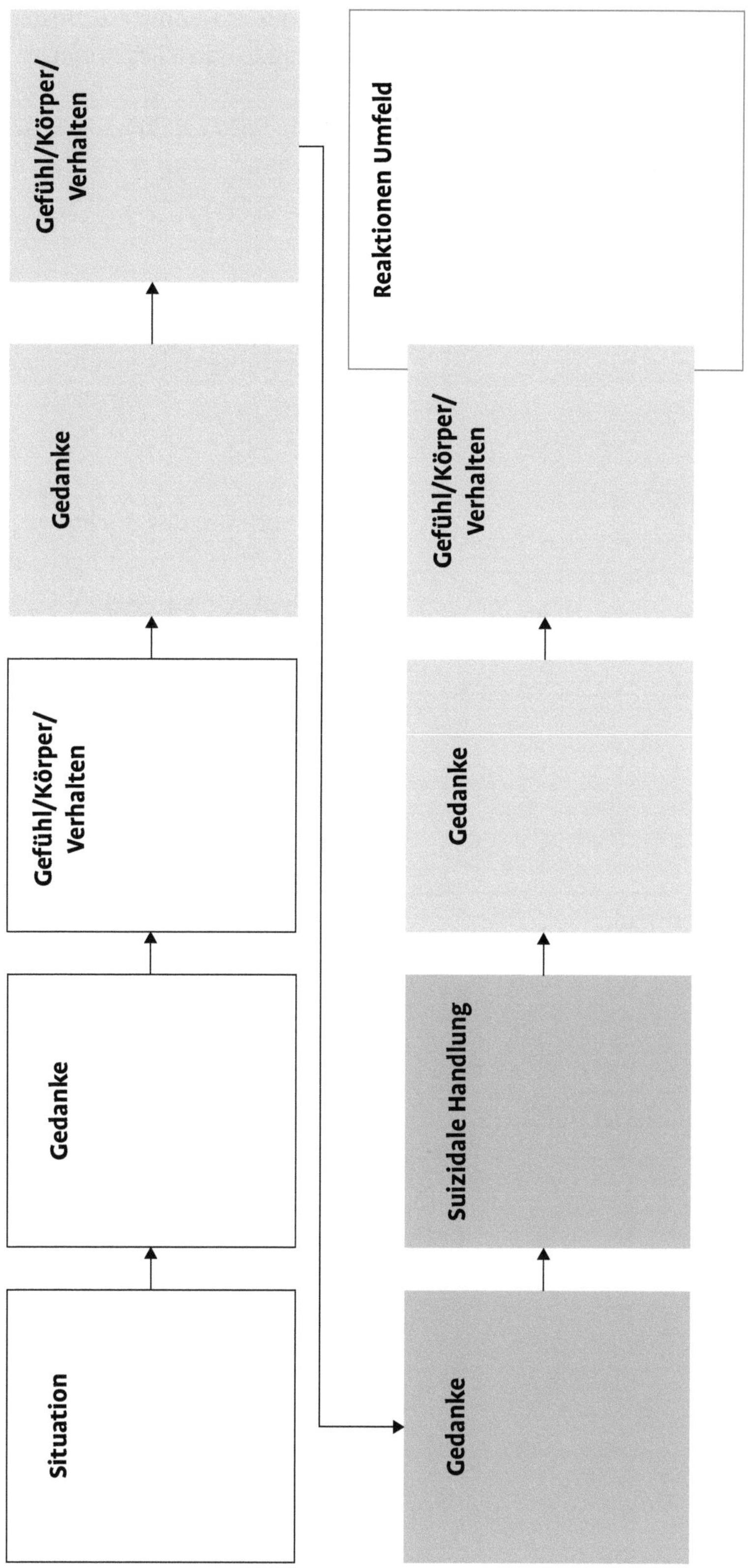

INFO 34 • T

Suizidale Kognitionen

Im Folgenden werden Beispiele für Kognitionen gegeben, die im Rahmen suizidaler Krisen besonders relevant sind und daher wichtige therapeutische Ansatzpunkte darstellen können.

Eindruck, eine Last für andere zu sein (Perceived Burdensomeness)	Ich bin eine Last für andere. Andere wären besser dran, wenn es mich nicht mehr gäbe.
Eindruck fehlender Zugehörigkeit (Thwarted Belongingness)	Ich gehöre nirgendwo dazu. Niemand würde mich vermissen. Es gibt niemanden, für den ich wichtig bin. Ich bin ein*e Außenseiter*in.
Hoffnungslosigkeit	Es ist hoffnungslos. Nichts wird sich jemals ändern. Alles wird nur noch schlimmer werden. Niemand kann mir helfen.
Unaushaltbarkeit	Ich kann den emotionalen Schmerz / die Gedanken / die Symptome / die Situation nicht länger aushalten. Ich brauche Ruhe.
Eindruck des Gefangenseins (Entrapment)	Ich fühle mich wie gefangen. Es gibt keinen Ausweg für mich. Ich kann nichts tun, sondern bin all dem ausgeliefert. Ich möchte mir selbst entkommen.
Eindruck, vom Leben besiegt worden zu sein (Defeat)	Ich bin machtlos. Ich gehöre zu den Verlierern im Leben. Das Leben hat mich besiegt. Ich bin ganz unten angekommen.
Wertlosigkeit	Ich bin nicht liebenswert. Ich bin es nicht wert, geliebt zu werden. Ich verdiene es nicht zu leben.

Suizidaler Modus

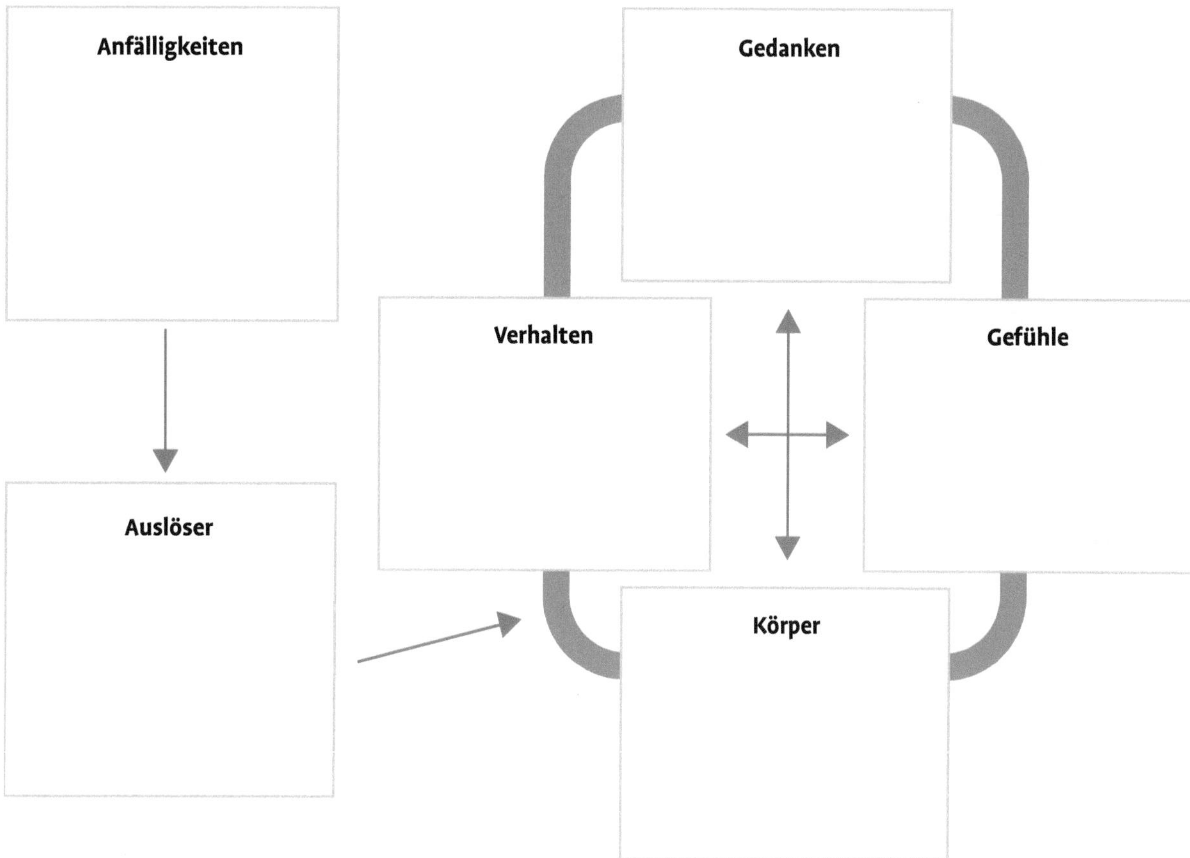

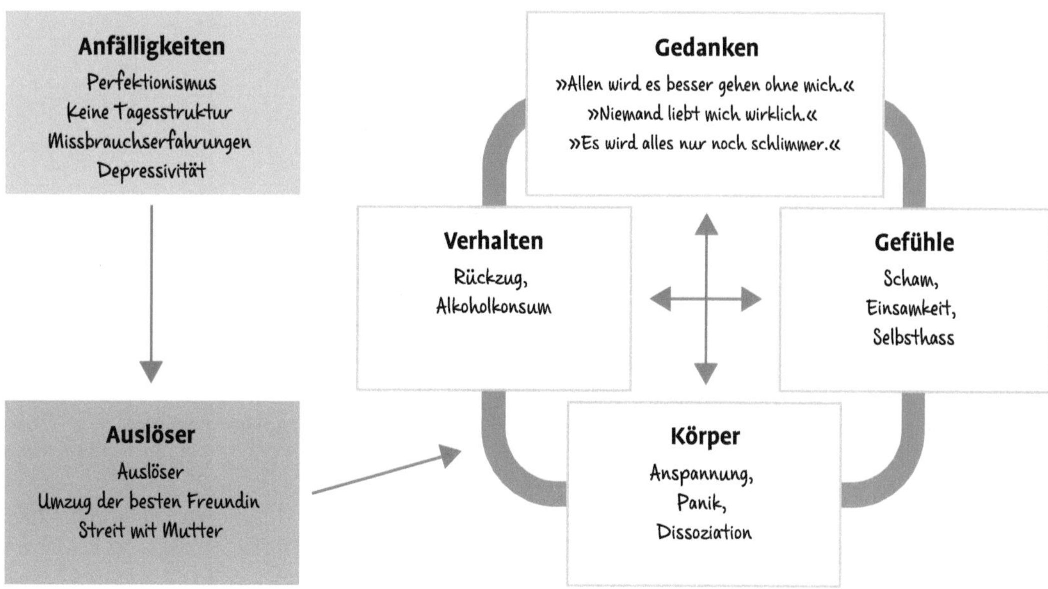

AB 26 • T P

Verbindliche Behandlungszusage

Ich, ..., erkläre hiermit meine verbindliche und engagierte Beteiligung am Therapieprozess. Mir ist bewusst, dass ich damit meiner aktiven Teilnahme an allen Aspekten der Behandlung – einschließlich den folgenden –, zustimme:

(1) zu den Gesprächsterminen erscheinen (bzw. Therapeut*in absagen, wenn ich es nicht schaffe),

(2) Ziele vereinbaren,

(3) meine Meinungen, Gedanken und Gefühle offen und ehrlich mit meinem/meiner Therapeut*in besprechen (unabhängig davon, ob sie positiv oder negativ sind),

(4) mich in den Therapiesitzungen aktiv beteiligen,

(5) meine Hausaufgaben erledigen,

(6) meine verschriebenen Medikamente einnehmen,

(7) mit neuen Verhaltensweisen und Herangehensweisen experimentieren und

(8) meinen Notfallplan bei Bedarf einsetzen.

Ich habe zudem verstanden und anerkannt, dass ein erfolgreiches Therapieergebnis in starkem Maße davon abhängt, wie viel Energie und Anstrengung ich hierfür aufbringen werde. Sollte ich den Eindruck haben, dass mir die Behandlung nicht hilft, dann werde ich mit meinem/meiner Therapeut*in hierüber sprechen und wir werden gemeinsam versuchen, die Probleme zu verstehen und Lösungen zu finden. Kurz gesagt, ich verpflichte mich selbst, zu leben.

Diese Erklärung gilt für die nächsten .... Tage/Wochen/Monate und wird dann erneut besprochen und angepasst.

Unterschrift: ....

Datum: ....

Zeug*in*: ....

* Zeug*in = Freund*in/Angehörige*r, der/die in die Behandlung einbezogen wurde und den/die Patient*in unterstützt.

nach Rudd et al., 2006

INFO 35 • P

Distanz zu belastenden Gedanken aufbauen

Suizidale Krisen werden oft durch eine Vielzahl von Vorstellungen, Ideen und Überzeugungen angeheizt:

- Man denkt, dass man eine Belastung für andere ist.
- Man denkt, dass sich die Situation nie verändern wird (dass also keine Hoffnung besteht).
- Man denkt, dass man es nicht verdient, weiterzuleben (dass man nicht liebenswert ist)
- Man ist überzeugt davon, in einer ausweglosen Situation gefangen zu sein.
- Man ist überzeugt davon, nirgendwo so richtig dazuzugehören.
- Man ist überzeugt davon, Belastungen keine Stunde länger aushalten zu können.

Ideen und Vorstellungen wie diese bilden sich nicht im luftleeren Raum. In Anbetracht Ihrer gegenwärtigen Situation ist es absolut nachvollziehbar, dass Vorstellungen wie diese Ihr Denken bestimmen. Und gleichzeitig macht es Sinn, sich einmal kritisch mit diesen Vorstellungen und Ideen auseinanderzusetzen. Möglicherweise stellen diese sich als »wahrer« und »richtiger« dar, als sie es tatsächlich sind.

Was wir uns im Alltag oft nicht klarmachen ist, dass nicht bestimmte Ereignisse darüber bestimmen, wie wir uns fühlen und verhalten, sondern unsere Bewertungen dieser Ereignisse. Wäre dies nicht so, dann müssten alle Menschen auf ein bestimmtes Erlebnis gleich reagieren. Tun sie aber nicht: Auf eine Beleidigung reagieren manche mit Wut und Aggression, andere mit Traurigkeit oder Angst, wieder andere mit Gleichmut und manche vielleicht sogar belustigt. Nicht die Beleidigung als solche ist daher verantwortlich für die emotionale Reaktion, sondern die Art und Weise, wie eine Person die Beleidigung bewertet: Wenn ich denke »Diese Beleidigung ist eine Unverschämtheit«, dann werde ich mich wütend fühlen. Wenn ich denke »Die Person mag mich jetzt nicht mehr«, dann werde ich mich traurig fühlen. Wenn ich denke »Die Person macht sich gerade aber zum Affen«, dann werde ich mich belustigt fühlen usw.

Wichtig

In Krisenphasen kann es sein, dass negative Bewertungen von Ereignissen wahrscheinlicher werden und häufiger auftreten. Das soll in keinem Fall heißen, dass Ihre Situation nicht wirklich massiv belastend ist und Sie nun einfach nur etwas positiver denken müssten, um keine Probleme mehr zu haben. Darum geht es nicht. Es geht vielmehr darum, Spielräume auszuloten, (etwas) Distanz zum eigenen Denken aufzubauen und kritisch zu prüfen, ob Ideen/Vorstellungen, die eine Selbsttötung nahelegen, Ihre Situation wirklich gut beschreiben.

INFO 36 • P

Infragestellung von belastenden Gedanken/Vorstellungen

Die Auseinandersetzung mit belastenden Gedanken und Vorstellungen lässt sich anhand bestimmter Fragen strukturieren. All diese Fragen und Denkanstöße zielen darauf ab, die Richtigkeit und/oder die Nützlichkeit Ihrer Betrachtungsweise zu überprüfen. Es geht darum, etwas mehr Distanz zu belastenden Gedanken zu bekommen.

- Welche Belege sprechen für und welche gegen diese Vorstellung?
- Handelt es sich um einen gewohnheitsmäßigen Gedanken oder basiert der Gedanke auf Tatsachen?
- Ist Ihre Interpretation der Situation zu unrealistisch, um akkurat zu sein?
- Denken Sie in »Alles-oder-nichts«-Kategorien?
- Beinhaltet die Idee/Annahme/Überzeugung Worte oder Ausdrücke, die extrem oder übertrieben sind (immer, nie, soll, muss, kann nicht, die ganze Zeit)?
- Berücksichtigt Ihre Interpretation nur einen Teilaspekt einer Situation und nicht die gesamte Situation?
- Ist Ihre Informationsquelle zuverlässig?
- Halten Sie möglicherweise eine geringe Wahrscheinlichkeit für eine hohe Wahrscheinlichkeit?
- Basiert Ihre Beurteilung möglicherweise weniger auf einer Tatsache als auf einem Gefühl?
- Beschäftigen Sie sich möglicherweise mit einer irrelevanten Sache?
- Hilft Ihnen dieser Gedanke dabei, Ihr gewünschtes Ziel zu erreichen? Was wäre günstiger?
- Was würde ich einem Freund in dieser Situation raten? Was würden Sie einer Freundin sagen, wenn diese Ihnen von diesem Gedanken berichten würde? Würden Sie denken, dass sie Recht hat? Möchten Sie diese Einstellung an Ihre Kinder weitergeben, sollen diese auch so über die Welt denken? Kennen Sie Menschen, die anders darüber denken?
- Gibt es eine alternative Betrachtungsweise?

Gehen Sie nicht mit der Erwartung an die Auseinandersetzung, dass sich Ideen und Befürchtungen unmittelbar auflösen und in ihr Gegenteil verkehren würden. Oft ist es vielmehr so, dass man nach der Auseinandersetzung rein rational vielleicht eine gemäßigtere Sichtweise für angemessen hält, vom Gefühl her aber die belastende Sichtweise weiterhin passender erscheint: Man könnte sagen: Kopf und Bauch sind sich nicht einig.

Aber immerhin: Wenn man an diesen Punkt einmal gelangt ist, dann braucht es »nur« weitere Übung. Veränderungen gehen in psychischen Dingen leider selten schnell vonstatten. Und Gewohnheiten – auch Denkgewohnheiten – können oft sehr beharrlich sein.

Kritische Prüfung belastender Gedanken/Vorstellungen

Annahme:

....

Überzeugungsrating:

gar nicht überzeugt 0 – 10 – 20 – 30 – 40 – 50 – 60 – 70 – 80 – 90 – 100 absolut überzeugt

Welche Belege sprechen für und welche gegen diese Vorstellung?

....

....

Handelt es sich um einen gewohnheitsmäßigen Gedanken oder basiert der Gedanke auf Tatsachen?

....

....

Ist Ihre Interpretation der Situation zu unrealistisch, um akkurat zu sein?

....

....

Denken Sie in »Alles-oder-nichts«-Kategorien?

....

....

Beinhaltet die Idee/Annahme/Überzeugung Worte oder Ausdrücke, die extrem oder übertrieben sind (immer, nie, soll, muss, kann nicht, die ganze Zeit)?

....

....

Berücksichtigt Ihre Interpretation nur einen Teilaspekt einer Situation und nicht die gesamte Situation?

....

....

Kritische Prüfung belastender Gedanken/Vorstellungen

Ist Ihre Informationsquelle zuverlässig?

....

....

Halten Sie möglicherweise eine geringe Wahrscheinlichkeit für eine hohe Wahrscheinlichkeit?

....

....

Basiert Ihre Beurteilung möglicherweise weniger auf einer Tatsache als auf einem Gefühl?

....

....

Beschäftigen Sie sich möglicherweise mit einer irrelevanten Sache?

....

....

Hilft Ihnen dieser Gedanke dabei, Ihr gewünschtes Ziel zu erreichen? Was wäre günstiger?

....

....

Was würden Sie einem Freund oder einer Freundin raten?

....

....

Gibt es eine alternative Betrachtungsweise?

....

....

Eindruck, eine Last für andere zu sein

Die Überzeugung, eine Last für andere zu sein, und die Vorstellung, dass man Freund*innen/Familie/Gesellschaft durch den eigenen Suizid entlasten würde, ist für die Entstehung und Aufrechterhaltung suizidaler Krisen sehr bedeutsam und stellt daher einen wichtigen Ansatzpunkt für therapeutische Interventionen dar. Es ist sicher richtig, dass Betroffene im Rahmen der suizidalen Krise in stärkerem Maße auf die Hilfe von anderen angewiesen sind, sie weniger für andere tun können, sie zudem unter trauriger und reizbarer Stimmung leiden und in der Konsequenz nicht nur sich, sondern auch andere belasten. Gleichzeitig handelt es sich bei der Vorstellung, dass Freund*innen und Familie durch einen Suizid *entlastet* würden, in den allermeisten Fällen um eine unzutreffende Überzeugung. Ein Suizid führt regelhaft bei den Hinterbliebenen zu langen und schwierigen Trauerverläufen (bis hin zu Folgesuiziden). Erleichterung und Entlastung sieht definitiv anders aus.

Die folgenden Interventionen lassen sich im Umgang mit dem Eindruck, eine Last zu sein, nutzen.

(a) Infragestellung

- Welche Belege sprechen für und welche gegen diese Vorstellung?
- Woher wissen Sie, dass andere ohne Sie besser dastehen werden? Hat das schon mal jemand gesagt?
- Wenn jemand anderes, der sich in einer vergleichbaren Situation befindet, diese Vorstellung hätte, würden Sie sie dann für richtig halten?
- Stellen Sie sich vor, Ihre Tochter ist sehr krank und braucht viel Unterstützung im Alltag: Würden Sie von ihr erwarten, dass sie sich umbringt, damit es Ihnen besser geht?
- Stellen Sie sich vor, Sie machen es, Sie nehmen sich tatsächlich das Leben. Wer würde so etwas sagen wie: »Gott sei Dank, jetzt haben wir endlich unsere Ruhe«? Und wenn es eine Person geben sollte, die das tatsächlich sagen würde – welche anderen Personen würden widersprechen?
- Gibt es andere Möglichkeiten, Ihre Frau / Ihren Mann zu entlasten, als sich umzubringen?
- Denken Sie in »Alles-oder-nichts«-Kategorien?
- Wer sagt, dass Sie niemanden in seiner Lebensführung beeinflussen oder belasten dürfen? Wir werden doch durch viele Dinge in unserer Lebensführung beeinflusst und z. T. belastet: Arbeit, Kinder, zu versorgende Haustiere – das macht doch auch nicht immer alles nur Spaß. Man kann doch gleichzeitig durch Dinge belastet sein und trotzdem glücklich darüber sein, dass es diese Dinge gibt.
- Würde es Ihren Angehörigen besser gehen, wenn Sie tot wären, oder wenn Sie wieder hoffnungsvoller und lebendiger/lebensfroher wären?
- Basiert Ihre Beurteilung möglicherweise weniger auf einer Tatsache als auf einem Gefühl?
- Welche Personen sind derzeit sehr besorgt um Sie, wer hat Ihnen gesagt, dass er nicht will, dass Sie sterben? Haben Sie mit anderen Menschen über Ihre Suizidwünsche gesprochen? Wie haben diese reagiert? Hatten Sie den Eindruck, dass diese Menschen versuchen würden, Sie von einem Suizid abzuhalten? Wenn ja, warum sollten sie dies tun, wenn sie Sie als eine Last erleben

(b) Arbeit mit dem leeren Stuhl

- Stellen Sie sich bitte vor, dass Ihnen Ihre Mutter auf diesem leeren Stuhl gegenübersitzt. Stellen Sie sich das ganz konkret vor […] und sagen Sie ihr dann, dass Sie sich das Leben nehmen werden und dass dies das Beste für sie sein wird. Sprechen Sie das bitte einmal laut aus: »Mama, ich werde mir das Leben nehmen.«
- Wie würde Ihre Mutter reagieren? Wie würde sie sich fühlen?

Eindruck, eine Last für andere zu sein

(c) Verhaltensaktivierung

- Wie könnten Sie Leute entlasten? Was müssten Sie mehr machen, um sich weniger als Last zu erleben? Wie könnten Sie sich engagieren?

(d) Angehörige einbeziehen

- Im Gespräch mit den Angehörigen sollte die Befürchtung, diese würden sich den Tod des Betroffenen wünschen, um nicht länger belastet zu sein, unmittelbar erfragt und geklärt werden.

(e) Bewältigungskarte verfassen

- Individuell bedeutsame Gegenargumente bzw. alternative Sichtweisen sollte auf einer Bewältigungskarte festgehalten und für zukünftige Krisensituationen verfügbar gemacht werden.

Hinweis: Manchen Betroffenen wurde (anhaltend) vermittelt, dass sie als eine Last erlebt werden (»Hätte ich dich doch nie zur Welt gebracht …« oder »Wenn du nicht wärst, dann hätte ich ein ganz anderes Leben führen können« usw.). In solchen Fällen bieten sich die beschriebenen Interventionen i. d. R. nicht an; vielmehr geht es darum, den Betroffenen zu helfen, mehr emotionale Distanz zu den »Tätern« zu bekommen.

Fehlendes Zugehörigkeitserleben, Einsamkeit und Alleinsein

Einsamkeit und das Gefühl, nirgendwo dazuzugehören, spielen für die Entstehung suizidaler Krisen eine zentrale Rolle. Es gibt wenig, was Menschen als so belastend erleben wie Einsamkeit und Isolation. Einsamkeit kann mit Alleinsein einhergehen, d. h. es gibt tatsächlich keinen oder nur seltenen Kontakt zu anderen; Einsamkeit kann sich aber auch einstellen, obwohl man viele Leute kennt, Familie hat und – von außen betrachtet – gut integriert ist. So kann sich im Sog suizidalen Denkens zunehmend die Idee entwickeln, dass es niemanden gibt, der für einen da ist und der an einem wirklich interessiert ist. In der Konsequenz werden Leute, die bereit sind zu helfen, wenn Ihnen die Gelegenheit dazu gegeben werden würde, leicht übersehen.

Der therapeutische Umgang mit Einsamkeit und Isolationserleben fällt daher sehr heterogen aus. In einem Fall wird es darum gehen, Kontakte aufzubauen. In einem anderen Fall wird es darum gehen, Kontakte in stärkerem Maße so zu gestalten, dass der Kontakt zu anderen auch als »echt« und positiv erlebt werden kann.

Die folgenden Interventionen lassen sich im Umgang mit fehlendem Zugehörigkeitserleben nutzen.

(a) Netzwerkkarte erstellen

Die Netzwerkkarte (**AB 28** »Soziales Netzwerk«) sollte in Hinblick auf Größe, Struktur, Unterstützungsmöglichkeiten (Wer ist gut für instrumentelle Unterstützung? Wer ist gut für emotionale Unterstützung?), perspektivische Beziehungswünsche (Welche Beziehung soll intensiviert werden? Welche Beziehung ist gerade nicht hilfreich?) und aktuelle Zufriedenheit mit dem Beziehungsnetz analysiert werden. Auf der Basis der Netzwerkarte kann darüber hinaus entschieden werden, ob Einsamkeit vor allem ein objektives oder ein subjektives Problem darstellt.

(b) Stern-Personen

Wenn die Person sich schwertut, relevante Sozialkontakte zu benennen, dann kann man mit dieser Methode (**AB 29** »Stern-Personen«) das soziale Umfeld des Betroffenen nochmal sehr genau explorieren. Helfen Sie Betroffenen vor allem dabei, Kontakt zu den Stern-Personen herzustellen.

(c) Infragestellung

- »Wenn ich mir das Netz Ihrer Beziehungen angucke, dann gewinne ich den Eindruck, dass Sie verschiedene bedeutungsvolle Beziehungen in Ihrem Leben aufgebaut haben – oder täusche ich mich da? Wie passt das zu Ihrem Eindruck, niemanden zu haben? Würden diese Leute Ihnen zustimmen, wenn Sie ihnen sagen würden, dass Sie nur eine lose Beziehung haben?«
- »Hat eine dieser Personen Ihnen Hilfe angeboten, oder Sie gebeten sich zu melden, wenn sie etwas für Sie tun kann? Jeder, der sich so verhalten hat, bittet damit darum, dass Sie sich helfen lassen. Vielleicht können Sie versuchen, diesen Wunsch zu respektieren!«
- »Würden Sie sich wünschen, dass sich diese Leute in einer Krise an Sie wenden? Was würde Ihnen das bedeuten? Könnte es sein, dass es Ihren Freunden auch so gehen würde?«
- »Sie trauen sich nicht, Freunde um Hilfe zu bitten? Andererseits trauen Sie sich wirklich schwierige Dinge zu: Sich selbst zu töten ist bestimmt nicht leichter, als einen Freund/Bekannten anzusprechen.«
- »Nähe wird man in Beziehungen nie aufbauen können, ohne sich auch von einer verletzlichen/schwachen Seite zu zeigen (damit macht man sich natürlich immer auch angreifbar): Das eine gibt es aber nicht ohne das andere: Wie wollen Sie damit umgehen?«

- »Kann man Ihnen ansehen, dass es Ihnen derzeit sehr schlecht geht, oder überspielen Sie das, wenn Sie mit anderen zusammen sind? Könnte es auch daran liegen, dass von Ihren Freunden bisher noch niemand Hilfe angeboten hat? Vielleicht können Sie einmal darauf achten, wie Sie derzeit auf andere wirken und explizit um Hilfe bitten?«

(d) Soziale Kontakte aufbauen
Überlegen Sie gemeinsam mit den Betroffenen, wo und auf welche Weise Kontakte zu anderen Menschen aufgebaut werden können. Achten Sie hierbei sehr genau auf Vorbehalte und Ängste der Betroffenen in Bezug auf den Aktivitätenaufbau. Hinweis: Gutes tun und hilfsbereit sein ist eine gute Möglichkeit, in Kontakt zu treten.

(e) Rollenspiele
Rollenspiele können genutzt werden, um zu proben, wie man andere Personen um Hilfe bitten kann oder wie man das Gespräch auf persönliche Dinge lenken kann. Im Fall, dass sozialängstliche Befürchtungen einer Kontaktaufnahme oder -intensivierung im Wege stehen, sollten Verhaltensexperimente eingesetzt werden, um diese Ideen und Befürchtungen zu testen.

(f) Dankbarkeit kultivieren
Dankbarkeitsinterventionen können das Gefühl der Verbundenheit mit anderen Menschen stärken. Man wird sich des Werts verschiedener Menschen für das eigene Leben stärker bewusst und erkennt (wieder), welchen Wert man für andere Menschen hat (ansonsten würden Sie sich nicht auf eine Weise verhalten, die einen dankbar sein lässt).

(g) Bewältigungskarte verfassen
Individuell bedeutsame Gegenargumente bzw. alternative Sichtweisen sollten auf einer Bewältigungskarte festgehalten und für zukünftige Krisensituationen verfügbar gemacht werden.

Hinweis: In Abhängigkeit vom jeweiligen Fallkonzept sollte ein therapeutisches Vorgehen im Sinne des »Cognitive Behavioral Analysis System for Psychotherapy, CBASP« (Brakemeier et al., 2021; Klein et al., 2018) erwogen werden. Soziale Kompetenztrainings (Hinsch & Pfingsten, 2015) oder eine manualisierte Behandlung sozialer Ängste (Stangier et al., 2016) können auch indiziert sein. Schlussendlich sollte man sich darüber bewusst sein, dass die therapeutische Beziehung auch ein wichtiges Antidot gegenüber Einsamkeitserleben ist.

Soziales Netzwerk

Zeichnen Sie solche Personen ein, zu denen Sie derzeit positiven Kontakt haben. In den weißen Bereich werden die engsten Freund*innen/Bekannten/Verwandten eingezeichnet und in den grauen Bereich weniger enge Kontakte.

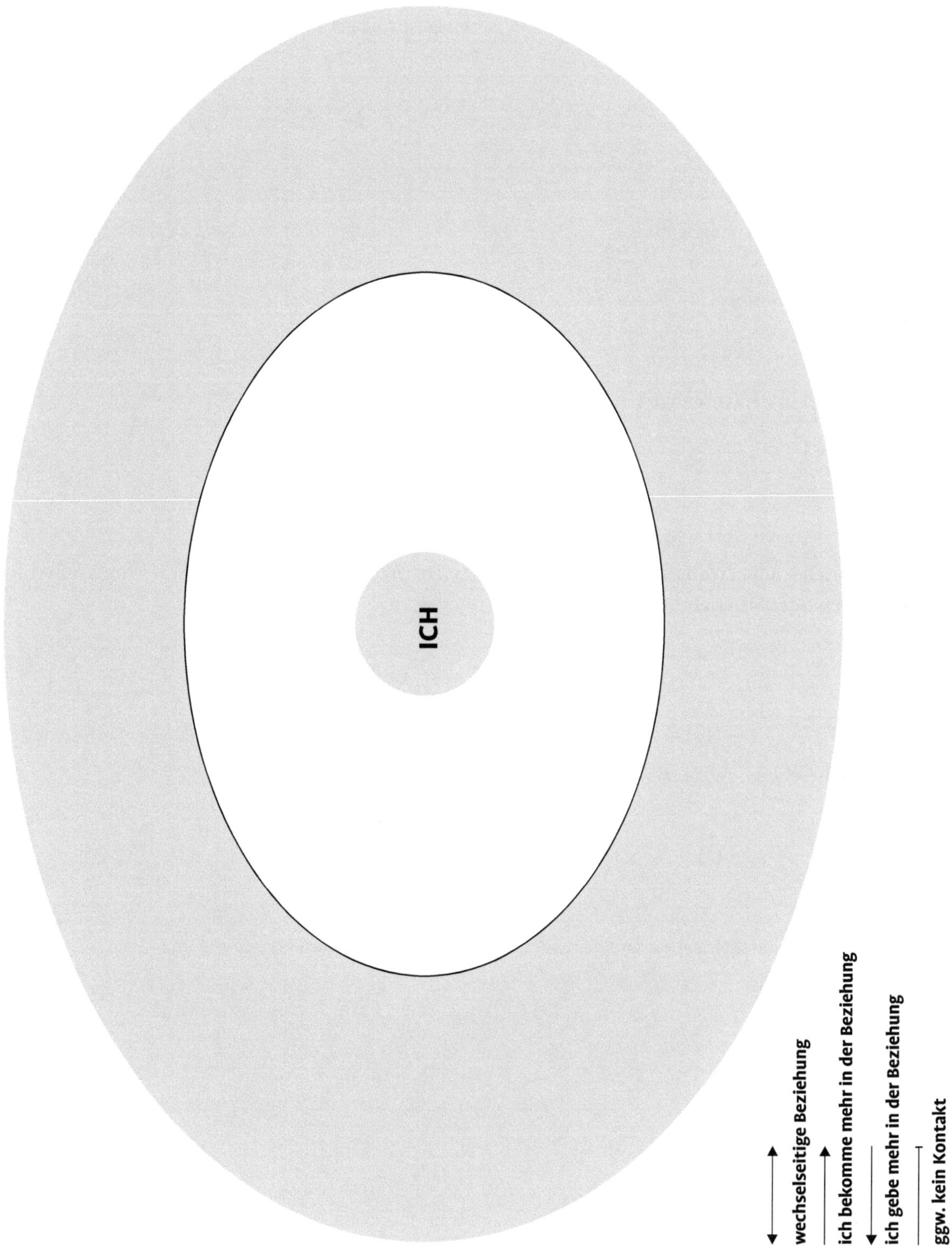

Stern-Personen

Die folgende Übung kann helfen, sich einen Überblick über das eigene soziale Netzwerk zu verschaffen.

(1) Schreiben Sie zunächst die Namen aller Personen auf, mit denen Sie derzeit auf irgendeine Weise in Verbindung stehen. Die Liste sollte jede*n beinhalten,

- mit dem/der Sie in den vergangenen vier Wochen gesprochen haben und der/die Ihren Namen kennt,

....

....

- der/die Ihren Geburtstag weiß,

....

....

- der/die Ihnen in den vergangenen Wochen ein Kompliment gemacht hat,

....

....

- der/die Ihnen – auf privater Basis – in den vergangenen Wochen eine E-Mail, SMS, WhatsApp o. Ä. geschrieben oder Sie angerufen hat,

....

....

- der/die wahrscheinlich traurig wäre, wenn er von Ihrem Tod erfahren würde,

....

....

- der/die sich (vielleicht) freuen würde, (nach langer Zeit) von Ihnen zu hören,

....

....

Stern-Personen

- den/die Sie in den vergangenen Monaten umarmt und/oder geküsst haben.

....

....

Fangen Sie nicht an, die Liste zu zensieren und einzelne Personen wieder zu streichen (»Die Person zählt nicht, weil …«). Und hören Sie nicht deshalb auf, weiter nachzudenken, weil Sie sich depressiv und müde fühlen.

(2) Gehen Sie die Personenliste nun durch und markieren Sie die Namen der Personen mit einem kleinen Sternchen (*), mit denen Sie zuletzt einen guten Kontakt hatten oder mit wem Sie insgesamt gut reden können. Wissen diese »Stern-Personen« bereits, dass es Ihnen nicht gut geht (und Sie lebensmüde sind)? Hat irgendjemand der »Stern-Personen« Sie zuletzt gefragt, wie es Ihnen geht? Hat eine dieser Personen Ihnen Hilfe angeboten oder Sie gebeten sich zu melden, wenn Sie etwas für Sie tun kann? Jeder, der sich so verhalten hat, bittet nämlich im Grunde darum, dass Sie sich helfen lassen. Vielleicht können Sie versuchen, diesen Wunsch zu respektieren (unabhängig davon, ob die »Stern-Leute« Freund*innen, Angehörige oder irgendwelche Profis sind).

(3) Entscheiden Sie sich nun für ein bis zwei »Stern-Personen«.

....

....

Rufen Sie diese beiden Personen an und verabreden Sie sich mit ihnen. Erzählen Sie diesen beiden Personen von Ihrer aktuellen Situation. Geben Sie diesen beiden Personen die Möglichkeit, Ihnen zu helfen.

Sollten Sie befürchten, dass die beiden Personen zu angestrengt von Ihnen sein könnten, dann wenden Sie sich an weitere Leute auf Ihrer Liste: Manche Menschen sind gut für praktische Unterstützung, aber überhaupt nicht gut für seelische Unterstützung; andere können einem aus negativen Stimmungen heraushelfen, sind aber nicht hilfreich in praktischen Dingen und einzelne können eventuell beides. Am besten ist es, wenn Sie die Hilfe, die Sie brauchen und Ihnen auch zusteht, auf verschiedene Schultern verteilen.

nach Ellis & Newman, 1996

Kontaktmöglichkeiten

☐	**Kontakt-Apps** (keine Dating-Apps!)*: Bumble BFF, Meetup, Couchsurfing Hangouts, Spontacts, Friendsup, Nebenan.de, MeetMe
☐	**Internetportale***:https://www.meetup.com/de, https://www.spontacts.com
☐	**Selbsthilfegruppen:** www.nakos.de
☐	**Ehrenamtliche Tätigkeit:** www.aktionmensch.de www.johanniter.de www.spendezeit.de www.malteser.de www.unicef.de https://govolunteer.com
☐	**Vereine** (inkl. Tierschutzvereine)
☐	**Volkshochschule/Fortbildungsveranstaltungen**
☐	**Kontaktgruppen des Sozial-Psychiatrischen Dienstes**
☐	**Tanzschule**
☐	**Kirchengemeinde**
☐	**Lokalpolitik**

* Apps und Internetseiten können sich über die Zeit stark verändern. Prüfen Sie daher sorgfältig, welche Zielsetzung die Anbieter verfolgen und wie die Datenschutzbestimmungen sind.

AB 30 • P

Dankbarkeitstagebuch

Es gibt viele große und kleine Dinge in unserem Leben, für die wir dankbar sei können. Denken Sie an die Ereignisse **der vergangenen Woche** und notiere Sie fünf Dinge, für die Sie dankbar sind.

Diese Woche bin ich dankbar für:

....

....

....

....

....

....

....

....

....

....

Dankbarkeitsbrief

Dankbarkeit ist besonders wirkungsvoll, wenn sie direkt zum Ausdruck gebracht wird. Wenn es jemanden gibt, dem Sie besonders dankbar sind – und die/der Sie irgendwie zum Besseren verändert hat –, dann schreiben Sie dieser Person einen Brief und bedanken sich. Sie müssen keinen langen Brief schreiben, aber seien Sie spezifisch: Was genau hat derjenige/diejenige für Sie getan?

....

....

....

....

....

....

....

....

....

....

....

....

....

....

....

....

....

Sie müssen den Brief nicht abschicken, Sie können es aber! Oder Sie treffen sich direkt mit der Person und lesen Ihr den Brief vor.

Hinweis: Sollte die Person wissen, dass Sie sich aktuell in einer suizidalen Krise befinden, dann machen Sie sehr deutlich, dass es sich nicht um einen Abschiedsbrief handelt!

Hoffnungslosigkeit

Die Überzeugung, dass sich nichts jemals zum Besseren wenden wird, bildet den Kern vieler suizidaler Krisen. Gleichzeitig ist Hoffnungslosigkeit eines der Hauptmerkmale depressiver Zustände. So wie ein grippaler Infekt mit Kopfschmerzen einhergeht, gehen depressive Zustände mit Hoffnungslosigkeit einher. Interventionen, die gegen Depressionen helfen, wirken auch gegen Hoffnungslosigkeit. Das braucht allerdings Zeit und ist für Betroffene oft schwer zu glauben. Schon unter undramatischen Umständen fällt es meist schwer, sich vorzustellen, dass sich eine Sichtweise ändern könnte: Wenn man sich überessen hat, fällt es einem schwer, sich vorzustellen, dass man am nächsten Tag wieder Interesse an Essen haben könnte, und wenn man massive Rückenschmerzen hat, dann fällt es einem schwer zu glauben, dass man jemals wieder normal laufen könnte. Betroffenen muss daher vielfach »stellvertretende Hoffnung« angeboten werden, in dem Sinne, dass Behandelnde ihren Glauben an Veränderung explizit und implizit in der Behandlung zum Ausdruck bringen.

Die folgenden Interventionen lassen sich im Umgang mit Hoffnungslosigkeit nutzen.

(a) Infragestellung

- Welche Belege sprechen für und welche gegen diese Vorstellung?
- Handelt es sich um einen gewohnheitsmäßigen Gedanken oder basiert der Gedanke auf Tatsachen?
- Basiert Ihre Beurteilung möglicherweise weniger auf einer Tatsache als auf einem Gefühl?
- Denken Sie in »Alles-oder-nichts«-Kategorien?
- Was ist das Schlimmste, was passieren könnte? Was ist das Beste, was passieren könnte? Was ist das Wahrscheinlichste, was passieren könnte?
- Woher wissen Sie, dass es so weitergehen wird, dass Sie keine Möglichkeit finden werden, mit diesen Schwierigkeiten besser klarzukommen als früher? Was ist, wenn Ihre Entscheidung, sich das Leben zu nehmen, auf einer Annahme beruht, die falsch ist, wenn es vielleicht gar nicht stimmt, dass alles für immer so bleibt, wie es gerade ist?
- Ich fürchte, es ist ein Denkfehler anzunehmen, dass die Zukunft eine schlechte sein wird, nur weil die Vergangenheit oft schlecht gewesen ist. Die wenigsten würden ja andersherum ihre Hand dafür ins Feuer legen, dass ihre Zukunft immer toll sein wird, nur weil die Vergangenheit gut gewesen ist!

(b) Bewältigungserfahrungen erfragen

- Gab es schon einmal eine Krise in Ihrem Leben? Wann war das? Was ist damals passiert?
- Wie hoffnungslos haben Sie sich seinerzeit gefühlt?
- Was haben Sie selbst in dieser Situation getan, um sie zu überwinden?
- Wer hat Ihnen geholfen und welche Hilfestellungen waren gut und nützlich? Wie haben Sie um Hilfe und Unterstützung gebeten?
- Wenn Sie damals auch suizidal gewesen sein sollten: Was hat Sie davon abgehalten, sich das Leben zu nehmen? Was hat Ihnen damals Hoffnung gemacht?

(c) Ausnahmen erfragen

Im Laufe der jetzigen Krise, gab es da auch mal Ausnahmen, d. h. Momente, in denen Sie die Möglichkeit, sich das Leben zu nehmen, anders sehen konnten? Wann gab es einen solchen – vielleicht auch nur flüchtigen – Moment, in dem Sie die Idee hatten, doch weiterzuleben / in dem sie etwas hoffnungsvoller waren? Wie war das, wo waren Sie, wer war bei Ihnen? Was haben Sie in diesem Moment zu sich selbst gesagt?

(d) Problemkuchen erstellen

Struktur hilft gegen Chaos und Überforderung. Mit dem Ziel, die gegenwärtige Problemlage übersichtlicher und damit handhabbarer zu machen, kann es sich daher anbieten, einen sogenannten Problemkuchen zu erstellen (**AB 32** »Problemkuchen«): Die einzelnen Problembereiche werden in Abhängigkeit von ihrer gegenwärtigen Bedeutung als »Kuchenstücke« in einen Kreis eingezeichnet. Eine Diskussion mit welchem Ziel, wie und in welcher Reihenfolge sich den einzelnen Problembereichen gewidmet werden soll, schließt sich an.

(e) Verhaltensaktivierung

Um Hoffnung entwickeln zu können, muss man den Eindruck haben, dass man sich relevanten Zielen und Werten annähert bzw. annähern kann. Neben der kognitiven Arbeit ist es daher unerlässlich, dass Betroffene sich in der aktiven Auseinandersetzung in ihrem Alltag als selbstwirksam erleben. Zu diesem Zweck können Strategien der Verhaltensaktivierung genutzt werden.

(f) Bewältigungskarte verfassen

Individuell bedeutsame Gegenargumente bzw. alternative Sichtweisen sollte auf einer Bewältigungskarte festgehalten und für zukünftige Krisensituationen verfügbar gemacht werden.

(g) Hope Box erstellen

Alternativ zu einer Bewältigungskarte kann auch eine Hope Box erstellt werden (**AB 33** »Hope Box«).

Hinweis: Insbesondere im Umgang mit hoffnungslosen Patient*innen sollten Behandelnde sich die Ressourcen der Person – im Sinne eines Ressourcenprimings – vor jeder Sitzung erneut ins Bewusstsein rufen (**AB 12** »Ressourcenpriming«).

AB 32 • T P

Problemkuchen

Problem 1: ____________________
Problem 2: ____________________
Problem 3: ____________________
Problem 4: ____________________
Problem 5: ____________________

Zeichnen Sie die verschiedenen Probleme in Abhängigkeit von ihrer aktuellen Bedeutsamkeit als größere oder kleinere »Tortenstücke« in den Kreis ein.

AB 33 • P

Hope Box

Die Erinnerung an Gründe für das Weiterleben ist in suizidalen Krisen oft erschwert und flüchtig. Deshalb ist es wichtig, sich eine Gedankenstütze an diese Gründe für das Leben zu erstellen. Man kann sich entsprechende Punkte aufschreiben, man kann einen kurzen Videoclip drehen, in dem man sich an diese Punkte erinnert, oder man kann auch eine sogenannte Hope Box nutzen.

Und das geht so: Nehmen Sie hierfür eine ganz gewöhnliche Box, einen Schuhkarton oder einen kleinen Koffer, und legen Sie Symbole und Erinnerungsstücke für Ihre persönlichen Gründe weiterzuleben hinein, z. B.:

- Fotos/Filmclips von Freunden/Angehörigen
- Gebete
- eine Locke Ihres Kindes oder Ihres Haustiers
- Lieblingsbücher, Comics
- Lieblings-CD
- gemalte Bilder (von Ihnen, Kindern, Enkeln etc.)
- Lieblings-DVD
- Postkarten, (Liebes-)Briefe
- Gedichte
- Kopien von Zeugnissen, Auszeichnungen
- Lieblingsroman
- Judogürtel

Wichtig

Legen Sie möglichst keine Gegenstände in Ihre Hope Box, die mit negativen oder zwiespältigen Gefühlen verknüpft sind! Und machen Sie sich keinen Druck: Es ist normal, dass zunächst nur wenige Gegenstände in der Box/Schachtel liegen. Im Verlauf der weiteren Auseinandersetzung können Sie die Box immer weiter ergänzen.

Überlegen Sie dann, wo Sie die Box hinstellen können, sodass Sie sie am Tag immer wieder sehen und im Notfall unmittelbaren Zugriff haben.

INFO 41 • T

Entrapment

Der Eindruck, aus einer belastenden Situation nicht entkommen zu können, ist eng verknüpft mit dem Wunsch, man möge tot sein. Es kann sein, dass unter Symptomen gelitten wird, die einen massiv quälen. Es kann aber genauso sein, dass man nicht weiß, wie man mit einer belastenden Situation (in die man unverschuldet oder selbst verschuldet hineingeraten ist) umgehen soll. So oder so, kann der Eindruck entstehen, dass der Tod die einzige Möglichkeit ist, Ruhe zu bekommen, Konsequenzen zu entgehen, Ehre zu behalten oder wiederherzustellen.

Die folgenden Interventionen lassen sich im Umgang mit dem Eindruck, in einer ausweglosen Situation gefangen zu sein, nutzen.

(a) Infragestellung

- Welche Belege sprechen für und welche gegen diese Vorstellung?
- Stellen Sie sich vor, Sie wären Ihr eigener Anwalt: Wie würden Sie zugunsten Ihres Mandanten argumentieren?
- Was ist das Schlimmste, was passieren könnte? Was ist das Beste, was passieren könnte? Was ist das Wahrscheinlichste, was passieren könnte?
- Denken Sie in »Alles-oder-nichts«-Kategorien?
- Hilft Ihnen dieser Gedanke dabei, Ihr gewünschtes Ziel zu erreichen? Was wäre günstiger?
- Wer sagt, dass diese Demütigung nie vergessen werden wird? Aus der Presse kennen wir alle unzählige Beispiele dafür, dass Peinlichkeiten, Demütigungen und auch schuldhaftes Verhalten in Vergessenheit geraten.
- Beinhaltet die Idee/Annahme Worte oder Ausdrücke, die extrem oder übertrieben sind (immer, nie, soll, muss, kann nicht, die ganze Zeit)?
- Was würden Sie einem Freund in dieser Situation raten? Was würden Sie einer Freundin sagen, wenn diese Ihnen von diesem Gedanken berichten würde?

(b) Strukturiertes Problemlösen

Mithilfe eines Problemlösetrainings (**AB 34** »Problemlöseschema«) kann ein strukturierter Umgang mit Problemen modelliert und trainiert werden.

(c) Förderung der Inanspruchnahme weiterer psychosozialer Dienste

Umfassende Problemkonstellationen können den Einbezug bzw. die Förderung der Inanspruchnahme weiterer psychosozialer Dienste (z. B. Schuldnerberatung, Suchtberatungsstelle, Erziehungsberatung, Steuerhilfevereine, Frauenhaus, sozialpsychiatrischer Dienst; Psychiater/Neurologen, Tageskliniken, Verordnung psychiatrischer häuslicher Krankenpflege) notwendig machen. Vorbehalte gegenüber einer Kontaktaufnahme müssen ausgeräumt und aktive Hilfe bei der Kontaktaufnahme sollte angeboten werden.

(d) Bewältigungskarte verfassen

Individuell bedeutsame Gegenargumente bzw. alternative Sichtweisen sollte auf einer Bewältigungskarte festgehalten und für zukünftige Krisensituationen verfügbar gemacht werden.

Problemlöseschema

Suizidale Krisen sind meistens Folge von schwerwiegenden Ereignissen und Veränderungen. Der Krisenzustand macht es nun besonders schwer, sich mit Problemen und Anforderungen auseinanderzusetzen: Man hat Schwierigkeiten, sich zu konzentrieren, es fällt schwer, gedanklich bei einer Sache zu bleiben, und man guckt eher pessimistisch auf seine eigenen Möglichkeiten. Es kann daher hilfreich und notwendig sein, sich einen sehr strukturierten Rahmen zu setzen, um sich mit Problemen auseinanderzusetzen.

Wenn es uns gelingt, Probleme zu lösen, dann durchlaufen wir – ohne, dass uns das bewusst sein muss – verschiedene Phasen des Problemlöseprozesses: eine Phase, in der das Problem und das Ziel definiert werden, eine Phase, in der Lösungsmöglichkeiten gesammelt, bewertet und ausgewählt werden, eine Phase der Umsetzung der Lösungsideen und einer rückblickenden Bewertung. Nutzen Sie diese Schritte, um sich strukturiert mit einem Problem auseinanderzusetzen. Schreiben Sie die einzelnen Punkte auf – das diszipliniert das Denken.

Wählen Sie ein Problem aus, mit dem Sie beginnen möchten. Wenn mehrere Probleme zeitgleich vorliegen, dann wählen Sie entweder das drängendste Problem aus oder das, welches vermutlich am leichtesten zu lösen ist. Versuchen Sie nicht, mehrere Probleme gleichzeitig zu lösen!

(1) Problem beschreiben: Versuchen Sie, genau zu formulieren, was das Problem ist: *Was stört Sie? Was lässt Sie besorgt, niedergeschlagen sein?* Versuchen Sie, das Problem in einem Satz präzise zu beschreiben.

....

....

....

....

(2) Ziel festlegen: Sobald Sie das Problem definiert haben, gilt es herauszufinden, was Sie stattdessen wollen: Was sollte stattdessen sein? Was kann realistischerweise stattdessen sein? Liegt es in Ihrer persönlichen Macht, dieses Ziel zu erreichen, oder können Sie zumindest die Wahrscheinlichkeit erhöhen, dass bestimmte Ziele erreichbarer werden? Verfolgen Sie keine Ziele, deren Erreichbarkeit vom Verhalten anderer Leute oder veränderter Umstände abhängen. Gleichermaßen bringt es in der Regel nichts, sich einfach nur die Verneinung der aktuellen Situation zu wünschen – statt »Ich möchte mich weniger antriebsarm fühlen« ist es leichter, das Ziel »Ich möchte mich wieder aktiver verhalten« anzustreben. Fassen Sie das Ziel wiederum in einem Satz zusammen.

....

....

....

....

Problemlöseschema

(3) Lösungsmöglichkeiten entwickeln: Erst, wenn Sie verstanden haben, was das Problem ist und was Sie stattdessen wollen, können Sie anfangen, über potenzielle Lösungswege nachzudenken. Schreiben Sie dazu alle Ideen auf, zensieren Sie sich nicht, sondern schreiben Sie auch vermeintlich abstruse Ideen auf. An dieser Stelle sollten Sie keine der Lösungsmöglichkeiten bewerten! Vielmehr geht es darum, einen Ideenpool zu kreieren.

....

....

....

....

....

....

....

....

....

....

....

....

(4) Lösungsmöglichkeiten bewerten: Wenn Sie verschiedene Ideen notiert haben, beginnen Sie über potenzielle Konsequenzen dieser Lösungsmöglichkeiten nachzudenken: *Was für Konsequenzen könnte es haben, wenn Sie sich so verhalten würden? Könnte das hilfreich sein? Würde Sie das im Hinblick auf Ihr Ziel weiterbringen? Könnte diese Alternative auch Nachteile mit sich bringen?* Dies ist eine der Phasen, in denen hilfreiches Nachdenken nicht selten von Grübeleien gekidnappt wird. Vor diesem Hintergrund ist es besonders hilfreich, die einzelnen Ideen schriftlich und nicht einfach nur gedanklich zu bewerten.

Problemlöseschema

Idee	Konsequenz (kurzfristig)	Bewertung			Konsequenz (langfristig)	Bewertung		
....	....	-	-/+	+	....	-	-/+	+
....	....	-	-/+	+	....	-	-/+	+
....	....	-	-/+	+	....	-	-/+	+
....	....	-	-/+	+	....	-	-/+	+
....	....	-	-/+	+	....	-	-/+	+
....	....	-	-/+	+	....	....	....	....

Machen Sie eine Pause und lenken Sie sich kurz ab, wenn Sie merken, dass Sie in Grübeleien abrutschen. Zu einem späteren Zeitpunkt können Sie sich erneut mit dem Problem auseinandersetzen. Da Sie alles aufgeschrieben haben, werden Sie nichts vergessen. Meistens ist es zudem hilfreich, die verschiedenen Punkte mit einer anderen Person zu besprechen.

(5) Lösungsmöglichkeit auswählen: Wählen Sie eine Lösungsmöglichkeit bzw. eine Kombination aus verschiedenen Lösungsmöglichkeiten aus. Natürlich sind viele potenzielle Folgen nicht absehbar – sie werden es in der Regel aber auch nicht durch längeres Nachdenken. Legen Sie jetzt fest, wann Sie beginnen werden, die Lösungsmöglichkeit auszuprobieren, und notieren Sie, wie Sie genau vorgehen möchten.

....

....

....

....

....

Wertlosigkeit

Globale negative Selbstabwertungen spielen eine bedeutsame Rolle im Kontext suizidaler Krisen. Man hält sich für minderwertig, nicht liebenswert, unfähig und erfolglos. Im Kern von Selbstwertproblemen steht oft der Abgleich des eigenen Selbstbilds mit den wahrgenommenen Anforderungen und Maßstäben: Bin ich so, wie ich sein sollte? Bin ich gut genug? Erfülle ich, was von mir erwartet wird? Oftmals wird dabei von der negativen Bewertung *einzelner* Aspekte, Erfahrungen und Rückmeldungen auf den Wert der *gesamten* Person geschlossen. Man spricht von einem multiplikativen Selbstwertmodell (Selbstwert 1 + 1 + 1 x 0 = 0). Im Zuge der Intervention geht es darum, die Komplexität des Selbstbilds für die Person salient werden zu lassen und übergeneralisierenden Schlussfolgerungen ein komplexeres und realistischeres Bild der eigenen (positiven und negativen) Eigenschaften und Fähigkeiten gegenüberzustellen.

Die folgenden Interventionen lassen sich im Umgang mit Wertlosigkeitserleben nutzen.

(a) Infragestellung

- Was spricht dafür/dagegen, dass sie ein*e Versager*in / wertlos sind?
- Wo ist der Beweis, dass Sie ein*e Versager*in / wertlos / nicht liebenswert sind? Wie macht eine schlechte Prüfung / eine Zurückweisung Sie zu einem/einer Versager*in?
- Denken Sie in »Alles-oder-nichts«-Kategorien?
- Beinhaltet die Idee/Annahme/Überzeugung Worte oder Ausdrücke, die extrem oder übertrieben sind (immer, nie, soll, muss, kann nicht, die ganze Zeit)?
- Berücksichtigt Ihre Interpretation nur einen Teilaspekt einer Situation und nicht die gesamte Situation?
- Was würde Sie einem Freund in dieser Situation raten? Was würden Sie einer Freundin sagen, wenn diese ihnen von diesem Gedanken berichten würde?
- Basiert Ihre Beurteilung möglicherweise weniger auf einer Tatsache als auf einem Gefühl?
- Ist Ihre Informationsquelle zuverlässig?
- Wenn andere meinen, dass Sie ein Versager sind, sind Sie es dann? Wenn Ihre Eltern Sie für einen undankbaren Sohn halten, sind Sie das dann? Und: Wenn ich Ihnen – mit meiner langjährigen Erfahrung als Therapeut*in – sage, dass Sie die wertvollste/liebenswerteste Person auf der Welt sind, sind Sie es dann? Und: Wenn ich Ihnen sage, dass Ihre Jacke die schönste Jacke der Welt ist, ist sie es dann?

(b) Analogien (nach Beaulieu, 2013; Wilken, 2018)

Es geht darum zu verdeutlichen, dass es unmöglich, ist den Menschen als Ganzes in seiner Komplexität zu bewerten. Das geht mit Blick auf einzelne Eigenschaften/Verhaltensmuster, aber eben nicht in Bezug auf die gesamte Person.

Analogie von der gemischten Tüte: »Stellen Sie sich eine gemischte Tüte mit Gummibärchen, Lakritz, Colafläschchen, Brausebonbons, Karamellbonbons und Marshmallows vor. Wenn Sie nun eine dieser Süßigkeiten nicht mögen, heißt das dann, dass die ganze Tüte schlecht ist?«

Aufforderung, einen Tisch zu beschreiben: »Beschreiben Sie bitte einmal diesen Tisch. (…). Das heißt, schon um einen einfachen Gegenstand wie diesen Tisch zu beschreiben, müssen mindestens drei Dimensionen berücksichtigt werden – Höhe, Breite und Tiefe. Wie gerechtfertigt kann es sein, einen Menschen mit nur einer Maßzahl (wertlos vs. wertvoll) zu beschreiben?«

Geldschein zerknittern: Nehmen Sie einen Geldschein und fragen Sie den/die Patient*in nach dem Wert des Scheins. Zerknittern sie diesen anschließend in Ihrer Hand und treten mit einem Fuß drauf. Halten

Wertlosigkeit

Sie den zerknitterten Schein hoch und fragen Sie erneut nach dessen Wert. Arbeiten Sie heraus, dass der Wert des Menschen nicht davon abhängt, wie mit ihm umgegangen wurde.

(c) Kognitives Kontinuum

Mit dem Ziel, eine differenzierte Selbstbewertung anzuregen, kann die Technik des kognitiven Kontinuums verwendet werden.

(1) Betroffene werden gebeten, eine Liste mit Begriffen zu erstellen, die aus ihrer Sicht einen wertvollen Menschen ausmachen (z. B. erfolgreich, hilfsbereit, loyal, intelligent, liebevoll, zuverlässig). Die Begriffe werden untereinander geschrieben und neben jeden Begriff wird eine Skala von 1 bis 10 aufgezeichnet.

(2) Im nächsten Schritt sollen zwei Personen, die der/die Betroffene wirklich mag, auf diesen Skalen eingeschätzt werden. Hierzu wird mit unterschiedlichen Farben oder Symbolen markiert, wie gut die beiden Personen auf den jeweiligen Skalen abschneiden würden. Zumeist fällt auf, dass auch geliebte Personen nicht in allen Bereichen die Höchstpunktzahlerreichen. »Was bedeutet das?«

(3) Im nächsten Schritt soll die/der Betroffene sich selbst auf diesen Skalen einschätzen. Eine Nachbefragung schließt sich an: »Wie schneiden Sie ab? Und wie stehen Sie da im Vergleich zu den beiden anderen? Was können Sie daraus ableiten?«

(4) Schlussendlich kann auch die Wahl der Kriterien kritisch reflektiert werden: »Warum sind gerade diese Merkmale für Sie wichtig? Würde jemand anders vielleicht andere Kriterien aufstellen? Welche Kriterien sind denn dann die richtigen? Gibt es überhaupt so etwas wie objektive Kriterien für den Wert des Menschen? Oder ist diese Bewertung immer subjektiv – und damit willkürlich? Wie belastbar oder aussagekräftig ist ein solches Werturteil?«

(d) Selbstwertlisten

Betroffene werden aufgefordert, alle Eigenschaften und Fähigkeiten, die sie an sich selbst gut/okay finden, aufzulisten. Hierzu können verschiedene Rollen und Lebensbereiche durchgegangen werden: »Was macht Sie zu einer guten Tochter? Einer guten Partnerin? Einer guten Mitarbeiterin? Einer guten Mutter? Was könnten Sie an Ihrem Körper mögen?« Wenn die Person sich schwertut, Dinge zu benennen, dann kann sie auch überlegen, was andere an ihr gut finden könnten. Wenn gute, belastbare Kontakte bestehen, dann sollten diese ergänzend gebeten werden, eine Liste darüber zu verfassen, was sie an der Person mögen und schätzen.

(e) Führen eines Positiv-Tagebuchs

Die/Der Betroffene bekommt die Aufgabe, am Ende jedes Tages zu notieren, was ihm/ihr an jenem Tag *gelungen* ist oder was positiv gelaufen ist.

(f) Verhaltensaktivierung

Selbstwert lässt sich schlussendlich daraus schöpfen, dass man sich in stärkerem Maße entsprechend seiner Werte verhält. Die kognitive Arbeit sollte daher durch Strategien der Verhaltensaktivierung ergänzt werden.

Hinweis: Selbstwertprobleme können sehr hartnäckig sein und eine umfassendere Auseinandersetzung erforderlich machen. Weitere Hinweise und Materialien finden sich bei Chmielewski und Hanning (2021).

Unaushaltbarkeit

Der Eindruck, emotionalem Schmerz, anhaltendem Grübeln und belastenden Situationen nicht länger gewachsen sein, ist nicht selten ein zentrales Suizidmotiv (»Ich möchte endlich Ruhe haben.«). In den allermeisten Fällen bietet es sich an, Betroffenen dabei zu helfen, Strategien im Umgang mit Anspannung, Dissoziation und/oder persistierendem Grübeln zu entwickeln und zu nutzen. In Einzelfällen können ergänzend auch Strategien der kognitiven Infragestellung genutzt werden. Hierbei muss man jedoch sehr vorsichtig vorgehen! Für Betroffene darf auf gar keinen Fall der Eindruck entstehen, man wolle ihr Leid bagatellisieren. In Ergänzung lassen sich zudem akzeptanzorientierte Strategien nutzen, um einer Eskalation emotionalen Leids entgegenzuwirken.

Die folgenden Interventionen lassen sich im Umgang mit dem Eindruck, eine Situation nicht länger aushalten zu können, nutzen.

(a) Infragestellung

- Was spricht dafür, dass sie die Situation auch noch länger werden aushalten können?
- Wieso sollten Sie das nicht länger aushalten können?
- Was kann ein Mensch »nicht aushalten«?
- Was war der schlimmste körperliche Schmerz, den Sie jemals ertragen mussten? Wie haben Sie das ausgehalten?
- Waren Sie schon mal in einer solchen Situation? Wie haben Sie es damals geschafft, die Situation auszuhalten? Was hat Ihnen geholfen?
- Kennen Sie andere Menschen in ähnlichen Situationen? Wie glauben Sie, schaffen es diese Menschen, das auszuhalten?

(b) Radikale Akzeptanz

Das Akzeptieren und Annehmen unveränderlicher Dinge kann eine nachhaltige seelische Entlastung mit sich bringen. Obwohl Akzeptanz meist nicht dazu führt, dass sich Gefühle, Symptome oder Situationen verändern, wirkt eine akzeptierende Haltung einer emotionalen Eskalation entgegen. Es geht darum, Situationen und eigene Gefühle so anzunehmen, wie sie sind, ohne dass versucht wird, sie zu verändern: »Mein Partner hat mich verlassen, um mit einer jüngeren Frau zusammenzuziehen. Mich verletzt das sehr, so ist das.« Oder: »Mein Vater hat mich in meiner Kindheit jahrelang verprügelt; hierdurch fällt es mir schwer, anderen Menschen zu vertrauen, so ist das.« In einem dialektischen Sinne bereitet Akzeptanz vielfach den Boden für Veränderungen: So setzt eine effektive Auseinandersetzung mit schwierigen Situationen gelegentlich voraus, dass zunächst akzeptiert wird, dass die Gegebenheiten so sind, wie sie sind. Die Idee radikaler Akzeptanz lässt sich oft ableiten aus der Auseinandersetzung mit schwierigen Situationen, die in der Vergangenheit gemeistert wurden.

(c) Emotionssurfing

Der Skill des Emotionssurfings basiert auf der radikalen Akzeptanz. In Reaktion auf ein starkes Gefühl geht es darum,

(1) einen Schritt zurückzutreten,
(2) das Gefühl und die einhergehenden Körperempfindungen und Verhaltensimpulse zu benennen und zu beschreiben,
(3) sich selbst zu sagen: »Du hast eine Emotion – du bist nicht die Emotion« und
(4) durchgängig ruhig ein- und auszuatmen. Kein Gefühl hält für immer an; starke Gefühle kommen und gehen wieder – genauso wie Wellen.

> **Wichtig**
>
> Für den Fall, dass Traumasymptome immer wieder zu emotionaler Destabilisierung beitragen, ist eine Traumatherapie in Betracht zu ziehen. Suizidalität stellt keine Kontraindikation für eine expositionsbasierte Traumatherapie dar, vielmehr verringert sich in Folge der Traumasymptomatik auch suizidales Erleben.

(d) Leichtes Lächeln

Mit dem Körper lässt sich Einfluss auf Gedanken und Gefühle nehmen. Mit dem Skill des leichten Lächelns kann man Einfluss darauf nehmen, wie es einem geht (Bohus & Wolff, 2018):

(1) Entspannen Sie Gesicht, Nacken und Schultern, indem Sie diese Bereiche erst sehr stark anspannen und nach 10 Sekunden plötzlich wieder lockerlassen.
(2) Wenn der Körper etwas entspannt ist, dann versuchen Sie vorsichtig zu lächeln (auch wenn Ihnen nicht danach ist). Ihre Mundwinkel sollten dazu leicht nach oben zeigen. Achten Sie darauf, dass es ein lockeres Lächeln ist (und keine übertriebene Grimasse). Wenn Sie irgendwo sind, wo Ihr Lächeln falsch verstanden werden könnte, dann sollten Sie versuchen, innerlich zu lächeln, ohne, dass man es von außen sieht.
(3) Üben Sie das leichte Lächeln jeden Morgen nach dem Aufwachen, in freien Augenblicken am Tag und immer dann, wenn Sie angespannt oder gereizt sind.

AB 35 • P

Bewältigungskarten

Um es Ihnen leichter zu machen, während einer suizidalen Krise Zugang zu entlastenden Gedanken und Ideen zu behalten, empfiehlt sich die Verwendung von Bewältigungskarten. Bewältigungskarten sind kreditkartengroße Kärtchen, die Sie bei sich tragen sollten und auf denen zentrale Ergebnisse einer Therapiestunde nochmals prägnant zusammengefasst werden. Lesen Sie diese immer wieder durch und ergänzen Sie gerne Aspekte, die Ihnen zu einem späteren Zeitpunkt einfallen.

Annahme/Befürchtung	Alternative Sichtweise/Gegenargumente

Rückfallpräventionsübung

Diese Übung zur Rückfallprävention vollzieht sich in fünf Schritten: (1) Vorbereitungsphase, (2) Wiedererleben der letzten suizidalen Krise, (3) Wiedererleben der letzten suizidalen Krise unter Einbezug erlernter Bewältigungsstrategien, (4) Imagination einer zukünftigen suizidalen Krise, (5) Nachbesprechung. Die ersten drei Schritte erfolgen bestenfalls in der gleichen Sitzung.

Schritt 1: Vorbereitung der Patient*innen auf die Rückfallpräventionsübung

Beispiel

»Im Rahmen der Therapie haben wir viele Strategien und Fertigkeiten im Umgang mit suizidalen Krisen erarbeitet. In der letzten Therapiephase möchte ich nun sicherstellen, dass die Dinge, die wir erarbeitet haben, wirklich hilfreich für Sie sind. Hierzu können wir eine Intervention nutzen, die sich ›Rückfallpräventionsübung‹ nennt. Im Rahmen der Übung werde ich Sie bitten, sich imaginativ in eine suizidale Krise hineinzuversetzen. Ich werde Sie bitten, Ihre Augen zu schließen und sich die Details der Situation und die Gedanken und Gefühle, die Sie zu diesem Zeitpunkt hatten, und die Handlungen, die Sie unternommen haben, detailliert zu vergegenwärtigen. Durch Nachfragen und Vorschläge werde ich Ihnen helfen, sich die Situation möglichst lebendig und realistisch vorstellen zu können. In einem ersten Schritt geht es darum, sich Ihre letzte suizidale Krise nochmals genau zu vergegenwärtigen. In einem zweiten Schritt geht es darum, Strategien und Fertigkeiten in der Vorstellung zu nutzen, um die damalige Situation zu entschärfen. In einem letzten Schritt geht es dann darum, das Gleiche noch einmal in Bezug auf eine potenzielle zukünftige suizidale Krise anzuwenden.
Es ist klar, dass die Übung anstrengend und aufwühlend sein kann. Überlegen Sie sich, ob Sie das machen möchten. Ein absoluter Vorteil ist der, dass wir zum einen unmittelbar mitbekommen, wenn Strategien weniger hilfreich sind, als wir vielleicht gedacht haben, und Sie zum anderen etwas Übung in der Anwendung der Strategien ›im Ernstfall‹ bekommen. Haben Sie Fragen?«

Hinweis: Bieten Sie Variationen der Übung an, wenn Ihr*e Patient*in der Intervention ablehnend gegenübersteht, z. B. nur Bewältigungsszenario imaginieren oder nur zukünftige Krise imaginieren.

Schritt 2: Wiedererleben der zurückliegenden suizidalen Krise

Beispiel

»Ich möchte Sie nun bitten, die Augen zu schließen und sich an den Tag des Suizidversuchs zu erinnern. Denken Sie an die Situation, kurz bevor es zur Entscheidung kam, sich das Leben zu nehmen. Beschreiben Sie die Ereignisse und Ihr Erleben an diesem Tag, so als würden Sie es jetzt gerade erleben. Wo befinden Sie sich? Was passiert um Sie herum? Beschreiben Sie einmal. Was geht Ihnen durch den Kopf? Wie fühlen Sie sich? Was machen Sie? Und was passiert dann? […] Was geht Ihnen genau durch den Kopf, als Sie sich entscheiden, allem ein Ende zu setzen? Wie fühlt sich Ihr Körper an? Was passiert dann?«

Loben Sie den/die Patient*in fürs Mitmachen und klären ab, ob er/sie sich gegenwärtig suizidal fühlt. Gehen Sie dann gleich zur nächsten Übung über.

Schritt 3: Wiedererleben der letzten suizidalen Krise unter Einbezug erlernter Bewältigungsstrategien

Beispiel

»Nun geht es darum, zu imaginieren, wie Sie heute mit der Situation umgehen würden. Ich möchte Sie daher bitten, sich die Situation erneut vorzustellen; schließen Sie dazu auch wieder die Augen. Versetzen Sie sich in die Situation, kurz bevor es zur Entscheidung kam, sich das Leben zu nehmen. Lassen Sie die Situation erneut vor Ihrem inneren Auge entstehen. Lassen Sie sich hierfür ruhig Zeit. [...] In dem Moment, in dem Sie denken: »Ich halte das nicht mehr aus, ich mache Schluss mit allem« – Was könnte Ihnen da helfen? Was können Sie zu sich sagen? Was können Sie machen? Wie fühlt sich das an? Wie geht es Ihnen jetzt? Was tun, um sich weiter zu beruhigen? Was machen Sie? Wenden Sie sich an jemanden? Worüber reden Sie? Was rät Ihr Notfallplan? Wie reagieren Sie auf anhaltend-belastende Gedanken? Wenn das nicht hilft, was können Sie stattdessen tun? Wie stark sind die Suizidgedanken jetzt?«

Loben Sie den/die Patient*in fürs Mitmachen und besprechen sie, wie er/sie sich aktuell fühlt und wie zuversichtlich er/sie ist, die imaginierten Strategien auch in einer tatsächlichen Krise anwenden zu können. Wiederholen Sie die Übung, wenn der/die Patient*in große Schwierigkeiten hatte, Strategien in der Vorstellung anzuwenden.

Schritt 4: Imagination einer zukünftigen suizidalen Krise

Beispiel

»In dieser Sitzung möchte ich mit Ihnen prüfen, wie gut die erarbeiteten Strategien sich auch in anderen Krisensituationen anwenden lassen. Dazu möchte ich Sie bitten, sich eine Situation vorzustellen, in der es in der Zukunft erneut zu einer suizidalen Krise kommen könnte. Wie müsste eine Situation beschaffen sein, sodass Sie befürchten würden, dass es erneut zu starkem suizidalem Erleben kommen könnte? Was für Situationen triggern Sie besonders (Situation kurz beschreiben lassen). Okay, dann versetzen Sie sich in diese Situation bitte so hinein, als würde Sie jetzt gerade passieren. Schließen Sie dazu die Augen. Lassen Sie die Situation vor Ihrem inneren Auge entstehen. Lassen Sie sich ruhig Zeit. [...] Wo befinden Sie sich? Was geht Ihnen durch den Kopf? Wie fühlen Sie sich? Was machen Sie? Wie suizidal sind Sie? Gut, was könnte Ihnen jetzt helfen? Was können Sie zu sich sagen? Was können Sie machen? [...] Wie fühlt sich das an? Wie geht es Ihnen jetzt? Was tun Sie, um sich weiter zu beruhigen? Was machen Sie? Wenn das nicht hilft, was können Sie stattdessen tun? Wie stark sind die Suizidgedanken jetzt?«

Loben Sie den/die Patient*in fürs Mitmachen und gehen zur Nachbesprechung über.

Schritt 5: Nachbesprechung

Besprechen Sie zunächst, wie der/die Patient*in sich aktuell fühlt. Werten Sie dann aus, welche Strategien sich – in der Vorstellung – als effektiv erwiesen haben und welche nicht (oder weniger). Klären Sie, wie zuversichtlich der/die Patient*in sich fühlt, die Strategien in einer echten Krise nutzen zu können. Besprechen Sie zudem, ob der/die Patient*in weitere Strategien braucht und wünscht.

nach Wenzel et al., 2009

AB 37 • T

Flagging the Minefield

»Im Sinne der Rückfallprävention würde ich heute gerne einmal aus einer anderen Perspektive mit Ihnen auf suizidales Erleben und Verhalten schauen. Und zwar möchte ich gerne von Ihnen lernen, wie ich es schaffen kann, suizidal zu werden. Ist das okay?

Worauf muss ich achten, um suizidal zu werden? Was kann ich dafür tun? Wie sollte ich mich bestenfalls verhalten und denken, um richtig in die Krise reinzurutschen? Was müssen andere tun, damit alles schlimmer wird? Und wie kann ich andere dazu einladen, so zu handeln, dass alles schlimmer wird?

Und was darf ich auf gar keinen Fall tun (da ich dann nicht suizidal werden würde)?«

....

....

....

....

....

....

....

....

....

....

....

....

Hinweis: Achten Sie darauf, durchgängig in der Rolle derjenigen zu bleiben, die das Problem lernen möchte. Lachen Sie bei der Übung nicht mehr als Ihre Patient*innen. Setzen Sie die Übung erst ein, wenn die suizidale Krise überwunden ist und erwecken Sie nicht den Eindruck, dass die Patient*innen Schuld an ihren Schwierigkeiten haben.

AB 38 • P

Brief an das suizidale Selbst

Die Überwindung der jetzigen Krise war ein mühsamer Prozess! Um für zukünftige Krisen – falls es welche geben sollte – besser gewappnet zu sein, empfehlen wir Ihnen, die Dinge und Erkenntnisse, die nützlich und hilfreich waren und die es wert sind, erinnert zu werden, in einem kurzen Brief, den Sie an sich selbst richten, festzuhalten.

- ▶ Welchen Rat möchten Sie sich geben (im Fall, dass Sie nochmal in eine suizidale Krise hineingeraten): Was sollten Sie tun und was sollten Sie lassen?
- ▶ Welche Gedanken, welche Verhaltensweisen, welche Aktivitäten, welche Notfallstrategien und welche Personen waren hilfreich?
- ▶ Welche Personen waren nicht hilfreich und was sollten Sie vermeiden?

....

....

....

....

....

....

....

....

....

....

....

Alternativ zu einem Brief können Sie auch einen kurzen Videoclip mit Ihrem Smartphone erstellen.

Kontaktintervention: Briefvorlage I

Liebe*r Frau/Herr ....,

es ist nun einige Zeit vergangen, seit wir uns zuletzt gesehen haben. Ich hoffe, dass es Ihnen gut geht!

Denken Sie daran, dass Sie sich jederzeit bei mir melden können. Schreiben Sie mir einfach eine E-Mail (..) oder hinterlassen Sie eine Nachricht auf meinem Anrufbeantworter (..). Ich melde mich dann bei Ihnen. Sollte es Ihnen aktuell sehr schlecht gehen, dann nutzen Sie Ihren Notfallplan und melden sich bei den dort eingetragenen Stellen.

Lassen Sie sich nicht dadurch verunsichern, wenn Ihnen gelegentlich noch Suizidgedanken in den Kopf kommen. Das ist nicht selten, wenn man einmal eine schwere suizidale Krise überstanden hat. Beschäftigen Sie sich in diesem Fall einfach nochmal mit Ihren Therapiematerialien, machen Sie sich Ihre Gründe, weiterzuleben, bewusst oder melden Sie sich, sodass wir in einem gemeinsamen Gespräch klären, was aktuell hilfreich für Sie wäre.

Ich würde mich freuen, von Ihnen zu hören. Fühlen Sie sich aber bitte nicht bedrängt – natürlich müssen Sie sich nicht bei mir melden!

Ganz herzliche Grüße

....

Kontaktintervention: Briefvorlage II

Liebe*r Frau/Herr ....,

es sind nun …….. Monate vergangen, seit wir uns zuletzt gesehen haben, und ich hoffe wirklich, dass es Ihnen gut geht!

Denken Sie daran, dass Sie sich jederzeit bei mir melden können. Schreiben Sie mir einfach eine E-Mail (..) oder hinterlassen Sie eine Nachricht auf meinem Anrufbeantworter (..). Ich melde mich dann bei Ihnen. Sollte es Ihnen aktuell sehr schlecht gehen, dann nutzen Sie Ihren Notfallplan und melden sich bei den dort eingetragenen Stellen.

Lassen Sie sich nicht dadurch verunsichern, wenn es Ihnen gelegentlich weiterhin schlecht geht oder Sie sich von Entwicklungen in Ihrem Leben überfordert fühlen. Sie haben die Krise seinerzeit toll gemeistert und ich habe Sie als eine sehr kompetente Person kennengelernt. Es gibt keinen Grund anzunehmen, dass Sie mit neuerlichen Schwierigkeiten nicht zurechtkommen könnten. Bitten Sie andere, wenn erforderlich, um Unterstützung.

Ich würde mich freuen, von Ihnen zu hören. Aber natürlich besteht keinerlei Zwang, sich bei mir zu melden!

Ganz herzliche Grüße

....

5 Therapeutisches Vorgehen nach einem Suizid

Zusammenfassung

In diesem Kapitel werden Hinweise zum Vorgehen nach einem Suizid gegeben. Im Einzelnen finden sich Hinweise zum Umgang mit Suiziden im stationären und im ambulanten Setting sowie ein Psychoedukationstext für Hinterbliebene eines Suizids. Abschließend umfasst das Kapitel noch Übersichten zu Notfalladressen und Internetressourcen, die Betroffenen und Angehörigen ausgehändigt werden können.

Das Erleben eines Suizids stellt für Angehörige – wie auch für Behandler*innen – eine Extrembelastung dar (Erlangsen et al., 2017). Hinterbliebene nach einem Suizid weisen häufig selbst ein erhöhtes Risiko für suizidales Erleben und Verhalten auf (Molina et al., 2019), entsprechend dient die Postvention, d. h. die Betreuung vom Suizid mitbetroffener Personen, immer auch der Prävention. Die Darstellung von Behandlungs- und Unterstützungsmöglichkeiten für Suizidhinterbliebene geht über den Rahmen dieses Buches hinaus. Interessierte Leser seien daher auf die einschlägige Literatur verwiesen (Andriessen et al., 2017; Wagner, 2019, 2021).

Arbeitsmaterial

INFO 44 Suizid im stationären Setting I: Organisatorischer Ablaufplan nach einem Suizid

INFO 45 Suizid im stationären Setting II: Informieren von Mitpatient*innen

Für die organisatorischen Abläufe sollten Institutionen Verfahrensregeln (mit genauer Angabe von Zuständigkeiten) erstellen und kommunizieren, um auf diese Weise Struktur in eine unübersichtliche Notfallsituation zu bringen. Die Inhalte und Schritte eines solchen Plans müssen dabei auf die strukturellen Bedingungen der jeweiligen Institution abgestimmt werden. Die Informationsblätter bieten Vorschläge einerseits für einen organisatorischen Ablaufplan und andererseits für den Umgang mit Mitpatient*innen (nach Illes et al., 2014; Wolfersdorf, 2000). Eine ausführliche Darstellung zum Umgang mit Suiziden im beruflichen Setting findet sich bei Illes et al. (2014). Hinweise dazu, wie eine Todesnachricht überbracht werden sollte, werden von Przyrembel et al. (2011) gegeben.

INFO 46 Informationen für Suizidhinterbliebene

In diesem Informationsblatt für Betroffene werden verschiedene Informationen zusammengetragen, die u. E. in der bisherigen Psychoedukation von Suizidhinterbliebenen zu kurz kommen (vgl. hierzu Belsher et al., 2019; Eisenwort et al., 2007; Franklin et al., 2017; Kahneman, 2011; Kelly & Yip, 2006; Marzano et al., 2019; Milner et al., 2017; Omer & Elitzur, 2003; Rhee et al., 2016, Teismann et al., 2019). Weitergehende Informationen und Hilfsangebote für Suizidhinterbliebene bietet die bundesweite Selbsthilfeorganisation AGUS – Angehörige um Suizid e. V. auf ihrer Internetseite an: www.agus-selbsthilfe.de.

INFO 47 Suizide im ambulanten Setting

Das Informationsblatt fasst Punkte zusammen, die Therapeut*innen im Umgang mit einem Patientensuizid beachten sollten.

INFO 48 Notfalladressen

INFO 49 Apps, Internetseiten und Selbsthilfebücher

Zusammengestellt sind zum einen Notfalladressen für Betroffene und deren Angehörige und zum anderen Apps und Internetressourcen, die in der Auseinandersetzung mit Suizidalität von Betroffenen, Angehörigen und Behandler*innen genutzt werden können. Vor dem Hintergrund eines sich schnell entwickelnden Felds sollten Behandler*innen aufmerksam bleiben für neue Angebote.

Suizid im stationären Setting I: Organisatorischer Ablaufplan nach einem Suizid

(1) Erstversorgung vornehmen
Lebenszeichen des Suizidanten kontrollieren, Kolleg*innen informieren, Reanimation beginnen, Notarzt (112) und Polizei (110) alarmieren, Einsatzort gegenüber Mitpatient*innen abschirmen, Notarzt an der Pforte in Empfang nehmen und zum Suizidanten bringen.

(2) Vorgesetzte und Kolleg*innen informieren
Ärztliche Leitung informieren, Stationsteam/betroffene Mitarbeiter*innen in einer unmittelbar anberaumten Teamsitzung informieren sowie das weitere Vorgehen planen und die Aufgabenverteilung festlegen (Wer kümmert sich um was?), Ereignis dokumentieren.

(3) Gesprächsangebote unterbreiten
Gesprächsangebote für am Vorfall beteiligte Mitarbeiter*innen aussprechen (durch leitende Psycholog*innen/Ärzt*innen) und Mitpatient*innen informieren (mit Verweis auf eine noch am gleichen Tag stattfindende Gesprächsrunde).

(4) Angehörige informieren
Angehörige in einem persönlichen Kontakt (und nicht am Telefon) informieren (erfolgt durch Führungskraft und direkte Behandler*innen), ausreichend Zeit für das Gespräch einplanen, Fragen zum Suizid (Wie, Wo, Wann) und zum weiteren Procedere beantworten (BEACHTEN: Die Schweigepflicht gilt über den Tod hinaus), Anteilnahme und Verständnis signalisieren (auch wenn Vorwürfe von den Angehörigen gemacht werden), Unterstützungsmöglichkeiten erfragen und vermitteln.

(5) Kooperierende Einrichtungen/Behandler*innen informieren
Kooperierende Einrichtungen, in denen der Suizidant verkehrte (Werkstätten, Wohngruppen) genauso wie externe Behandler*innen (Psycholog*innen, Ärzt*innen, Betreuer*innen) informieren.

(6) Interdisziplinäre Fallbesprechung/Supervision
In einer (oder mehreren) anschließenden Teambesprechung(en) die Ereignisse und den organisatorischen Ablauf reflektieren, Notwendigkeit von weitergehenden Unterstützungsangeboten für (einzelne) Mitarbeiter*innen eruieren.

Suizid im stationären Setting II: Informieren von Mitpatient*innen

(1) Gesprächsrunde einberufen
Die Mitpatient*innen müssen zeitnah über den Suizid informiert werden. Hierbei sollte – um das Risiko von Nachahmungshandlungen zu reduzieren – keine Auskunft zur Suizidmethode gegeben werden. Die Mitarbeiter*innen dürfen und sollten jedoch ihre eigene emotionale Betroffenheit zum Ausdruck bringen. Den Mitpatient*innen wird sodann die Möglichkeit gegeben, eigene Gedanken und Gefühle zu äußern. Einer »Heroisierung« ist dadurch entgegenzuwirken, dass eine Außenperspektive angeregt wird (»Haben Sie im Vorhinein irgendwelche Veränderungen bei Herrn/Frau … wahrgenommen?«) und alternative Handlungsoptionen thematisiert werden (»Ich hätte mir wirklich gewünscht, Herr/Frau … hätte sich auf … eingelassen«). Besonders betroffenen Mitarbeiter*innen (z. B. Bezugstherapeut*innen) sollte die Leitung der Gesprächsrunde nicht zugemutet werden.

(2) Einzelgespräche anbieten
Allen Patient*innen sollte die Möglichkeit von Einzelgesprächen angeboten werden. Schweigsamen, zurückgezogenen Patient*innen, suizidalen Patient*innen und Patient*innen, die mit dem/der Verstorbenen befreundet oder im gleichen Zimmer untergebracht waren, sollten zu einem Einzelgespräch eingeladen werden. Im Rahmen dieser Gespräche muss immer auch eine Risikoabschätzung erfolgen.

(3) Ablenkung ermöglichen und Bedarfsmedikation erlauben
Manche Patient*innen wünschen sich Ablenkung von Trauer und eigenen Suizidgedanken; entsprechend sollten Stationsangebote aufrechterhalten bleiben. Zudem sollte die Ausgabe von Bedarfsmedikation nicht restriktiv erfolgen.

(4) Nachtwachen verdoppeln
Um auch in der Nacht eine engere Patientenbetreuung zu ermöglichen, sollte die Nachtwache aufgestockt werden. In Settings, in denen sonst nachts nur (studentische) Aushilfen tätig sind, sollten für einige Nächte feste Mitarbeiter*innen eigesetzt werden.

(5) Aufmerksam bleiben und Trauerritual anbieten
Suizidales Erleben muss über einen längeren Zeitraum hinweg besonders in den Blick genommen werden. Zudem sollte überlegt werden, ob eine gemeinsame Trauerfeier veranstaltet werden kann bzw. eine Teilnahme an der Bestattung der Verstorbenen möglich ist.

Informationen für Suizidhinterbliebene

Suizide sind plötzliche und gewaltsame Tode. Auch wenn es im Vorfeld vielleicht Ankündigungen gegeben hat, ist niemand auf den Suizid einer nahestehenden Person vorbereitet. Zusätzlich zum Schmerz und der Trauer, die mit jedem Todesfall einhergehen, rufen Suizide starke, widersprüchliche und belastende Empfindungen bei den Hinterbliebenen hervor: Schuldgefühle (»Ich hätte es merken müssen!«), die Frage nach der eigenen Bedeutung für den/die Verstorbene*n (»Das Leben mit mir hat ihm/ihr nicht genügt.«) und Zweifel am gemeinsamen Leben (»Hat er mich je geliebt oder hat er mir immer nur etwas vorgespielt?«) drängen sich vielen Betroffenen auf. Natürlich kann keine dieser Fragen mehr mit Sicherheit geklärt werden, gleichwohl bringt das Wissen, um abgesicherte Forschungsbefunde möglicherweise ein klein wenig Entlastung.

»Ich hätte das vorhersehen müssen!«

Suizide lassen sich nicht vorhersehen – durch niemanden! In unzähligen Studien der letzten 50 Jahre wurde versucht, Suizide vorherzusagen und das Suizidrisiko einer Person einzuschätzen. Die vielfältigsten Informationen wurden hierzu berücksichtigt – Behandlungsdaten, biografische Daten, biologische Daten, Persönlichkeitsmaße usw. Die Vorhersage gelingt nicht besser als durch einen Münzwurf. Es wurde untersucht, ob sich die Vorhersage verbessern lässt, wenn man nur solche Risikovariablen einbezieht, die aus einem theoretischen Verständnis heraus besonders wichtig sein sollten. Ohne nennenswerten Erfolg. Man hat versucht spezifische Symptommuster akuter Suizidalität zu definieren und durch deren Diagnose die Vorhersage zu verbessern. Ohne nennenswerten Erfolg. Man hat Behandler*innen gebeten, das Risiko zukünftiger Suizidhandlungen ihrer Patient*innen einzuschätzen. Ohne nennenswerten Erfolg. Man hat Verfahren entwickelt, um Suizidabsichten, die vom Betroffenen nicht offen geäußert werden, erfassbar zu machen und so die Vorhersage zu verbessern. Ohne nennenswerten Erfolg. Zum jetzigen Zeitpunkt gelingt eine Vorhersage am allerbesten, wenn man künstliche Intelligenz zu Rate zieht, die in der Lage ist, hunderte von Risikofaktoren und deren Zusammenwirken gleichzeitig zu berücksichtigen. Aber selbst künstliche Intelligenz erlaubt keine wirklich präzise Vorhersage und vor allem keine Vorhersage des Zeitpunkts wann eine Suizidhandlung ausgeführt wird.

Warum ist es so schwer, Suizidhandlungen vorherzusehen? *Erstens*, weil Betroffene ihre Absichten natürlich nicht selten geheim halten. *Zweitens*, weil suizidale Krisen oft eine erhebliche Dynamik aufweisen, sodass Betroffene mitunter selbst nicht sagen können, wie gefährdet sie sind (s. u.). *Drittens*, weil sich Betroffene in aller Regel in einem Zustand der Ambivalenz befinden: Auf der einen Seite steht der Wunsch zu sterben bzw. so nicht mehr leben zu wollen, und auf der anderen Seite gibt es noch Wünsche an das Leben bzw. Ängste vor dem Sterben oder Totsein. Ambivalenz kann sich so äußern, dass eine betroffene Person einerseits von drängenden Suizidgedanken und Suizidplänen berichtet und sich andererseits mit Freunden trifft, eine Urlaubsreise bucht und die berufliche Wiedereingliederung plant. Diese zweideutigen Informationen machen es sehr schwer, sich ein klares Bild von der Gefährdung einer Person zu machen. *Viertens*, Suizidhandlungen sind selten, sodass sich Zusammenhänge im Nachhinein als bedeutsam erweisen (»Er hat mich an dem Tag länger als sonst in den Arm genommen.«), die im Vorhinein aber nicht als Risikomerkmal erkennbar sind. So kündet eine leicht ungewöhnliche Verhaltensweise eines Partners/Kindes/Elternteils/Freundes in nahezu 100 Prozent der Fälle keine Suizidhandlung an. Wie soll man also im Vorhinein wissen, welche Verhaltensvariation hochrelevant ist und welche nicht?

Es lässt sich festhalten, dass Sie und niemand anderes eine Chance hatte, sicher vorherzusagen, dass ein Suizid droht. Zu betonen bleibt schlussendlich, dass die suizidale Person selbst – und niemand anderes – die Entscheidung zum Suizid getroffen hat. Andere Leute treffen diese Entscheidung unter vergleichbaren Umständen nicht. Niemand ist daher am Suizid eines anderen schuld!

»Er/Sie hat das vor mir geheim gehalten, warum?«
Negative und/oder beschämende Informationen werden häufig vor anderen geheim gehalten. In Studien berichten zwischen 40 und 70 Prozent der Untersuchten, ein bedeutsames, sie selbst betreffendes Geheimnis zu wahren. Themen, die schwierig für einen sind und von denen man nicht weiß, wie auf eine Offenlegung reagiert wird, werden nicht nur gegenüber Bekannten und Kolleg*innen verschwiegen, sondern auch gegenüber Intimpartner*innen und Therapeut*innen. Überlegen Sie einmal selbst, ob es nicht Dinge gibt, die auch Sie nicht jeder nahestehenden Person erzählen würden. Typische Themen, die anderen gegenüber verschwiegen werden, beziehen sich u. a. auf sexuelle Wünsche und Vorlieben, traumatische Erlebnisse, psychische Probleme, Suchtprobleme, Delinquenz und eben auch Suizidgedanken. Verschwiegen werden diese Dinge, weil man sich schämt – und nicht, weil man sein Gegenüber nicht mag.

Grundsätzlich leiden suizidale Menschen unter der irrigen Vorstellung, sowohl eine Last für andere als auch inkompetent und defizitär zu sein. Solche Vorstellungen machen es natürlich besonders schwer, sich anderen gegenüber zu offenbaren und von Dingen, die man als peinlich und bedrückend erlebt, zu berichten. Das ist schon schwer genug, wenn man ein ausgeprägtes Selbstbewusstsein hat. Geheimnisse sind also – auch in engen Beziehungen – etwas Normales und bedeuten nicht, dass eine verstorbene Person einen nicht geliebt, geschätzt oder ernstgenommen hat.

»Er/Sie hat sich bei uns zu Hause umgebracht, warum?«
Etwa 60 Prozent aller Suizide werden zu Hause vollzogen. Insbesondere Vergiftungssuizide und Suizide durch Erhängen erfolgen zumeist daheim. Sich selbst das Leben zu nehmen, kostet Kraft und Mut. Letztlich muss man einen grundlegenden menschlichen Trieb, den Selbsterhaltungstrieb, überwinden. Viele Suizidanten werden es sich – im Zustand der Krise – nicht zutrauen, ein entsprechendes Vorhaben in einer unvertrauten Umgebung umzusetzen. Es sei daher davor gewarnt, einen Suizid zu Hause als aggressiven Akt zu verstehen. Vielmehr ist davon auszugehen, dass die Person in ihrem Denk- und Handlungsspielraum massiv eingeengt gewesen ist.

Denken Sie an eine eigene Situation, in der sie starke Schmerzen erlitten haben oder körperlich sehr krank waren: In solchen Situationen fällt es uns allen schwer, den Blick auf andere und deren Situation zu richten. Das heißt jedoch nicht, dass wir dies außerhalb einer Extremsituation nicht könnten und es heißt auch nicht, dass uns andere Menschen grundsätzlich egal sind.

»Er/Sie hat noch nicht einmal einen Abschiedsbrief hinterlassen.«
Nur 25 Prozent der Suizidenten hinterlassen einen Abschiedsbrief. Abschiedsbriefe sind somit eher selten und meist sind sie kurz und knapp geschrieben. Thematisch finden sich in den meisten Abschiedsbriefen Instruktionen an die Hinterbliebenen (»Nimm die Angestellten-Versicherungspapiere an dich …«) und kurze Äußerungen persönlicher Verbundenheit (»Ihr meine lieben Alle«), wie auch die Bitte um Entschuldigung (»Es tut mir leid, dass ich euch das antue …«). Selten finden sich feindselige Anschuldigungen (»Kein Mensch will mich verstehen …«). Frauen schreiben nicht häufiger Abschiedsbriefe als Männer und alte Menschen nicht häufiger als junge Menschen. Es ist zu vermuten,

Informationen für Suizidhinterbliebene

dass Abschiedsbriefe so selten (bzw. so nüchtern geschrieben) sind, weil die suizidale Person sich kurz vor der Suizidhandlung in einem Zustand absoluter gedanklicher Einengung befunden hat. Hätte sie in dem Moment noch an andere Menschen denken können, dann hätte sie sich möglicherweise nicht das Leben nehmen können.

»Wann hat er/sie wohl angefangen, darüber nachzudenken?«
Fragt man Personen, die einen Suizidversuch überlebten, so berichten die allermeisten, dass nur wenige Minuten bis maximal einige Stunden zwischen der Entscheidung zum Suizid und der Umsetzung vergingen. Das bedeutet jedoch nicht, dass die Betroffenen nicht schon lange vorher über einen Suizid nachgedacht haben. Es gibt Hinweise darauf, dass Suizidgedanken bereits Jahre vor einer Suizidhandlung erstmals aufgetreten sind. Wenige Wochen vor der Suizidhandlung intensiviert und konkretisiert sich dann die Auseinandersetzung und Betroffene fangen an, Vorbereitungen für eine Suizidhandlung zu treffen. Eine intensive Beschäftigung mit einer Selbsttötung scheint also oft nur über vergleichsweise kurze Zeit stattzufinden und die endgültige Entscheidung wird erst sehr kurzfristig vor der Suizidhandlung getroffen. Es kann somit sein, dass sich eine betroffene Person am Vorabend der Selbsttötung selbst noch nicht darüber im Klaren war, dass sie sich am kommenden Tag das Leben nehmen wird.

Tipp

Vielfältige weitere Informationen und Hilfsangebote für Suizidhinterbliebene bietet die bundesweite Selbsthilfeorganisation AGUS – Angehörige um Suizid e. V. auf ihrer Internetseite an: www.agus-selbsthilfe.de.

Die Trauer von Suizidhinterbliebenen ist aus verschiedenen Gründen besonders schwierig; gleichzeitig zeigt die Forschung sehr klar, dass Suizidtrauer genauso wie die Trauer nach anderen Todesfällen überwunden wird. Es dauert lange und es ist sehr schmerzhaft, aber es ist möglich. Passen Sie daher gut auf sich auf und suchen Sie sich die Hilfe und Unterstützung, die zu Ihnen passt und die Sie brauchen.

INFO 47 • T

Suizide im ambulanten Setting

(1) Gespräch mit Angehörigen gestalten

In der ambulanten Praxis wird man in den meisten Fällen von Angehörigen über den Suizid einer/eines Patient*in informiert. Im Rahmen eines Telefongesprächs oder (besser) eines persönlichen Kontakts sollten die genauen Umstände des Suizids erfragt werden. Die Angehörigen sollten – wenn gewünscht – auch bei der Inanspruchnahme psychosozialer Hilfsangebote unterstützt werden. Vorwürfen der Angehörigen sollte defensiv und mit Anteilnahme und Verständnis begegnet werden. (Wenn erforderlich, dann lassen sich Vorwürfe in einem Folgegespräch immer noch entkräften.) Zu beachten ist schlussendlich, dass die Schweigepflicht auch über den Tod hinweg gilt, d. h., die Angehörigen dürfen über Therapieinhalte nicht informiert werden.

(2) Supervision/Intervision in Anspruch nehmen

Ein Patientensuizid hat erhebliche Auswirkungen auf das emotionale Befinden und das berufliche Selbstverständnis. Es ist daher dringend zu empfehlen, das Geschehene im Rahmen einer Supervision/Intervision ausführlich zu reflektieren. Zweifeln und Selbstvorwürfen muss durch eine sorgfältige Analyse der Ereignisse (Umstände des Suizids, therapeutische Beziehung, Risikoeinschätzung, therapeutische Interventionen) begegnet werden. Die Unmöglichkeit, Suizide vorherzusehen und Suizide (immer) zu verhindern, wie auch die Grenzen jeder therapeutischen Einflussnahme, müssen im Gespräch mit einer/einem Kolleg*in Glaubwürdigkeit erlangen. Perspektivisch sollte immer dann erneut Supervision/Intervision in Anspruch genommen werden, wenn wieder suizidale Patient*innen behandelt werden. Die Erfahrung eines Patientensuizids führt natürlicherweise dazu, dass Ängste zunehmen und man potenziell konservativer mit diesen Patient*innen umgeht, als geraten erscheint – dies sollte in der begleitenden Supervision/Intervision reflektiert werden.

(3) Akte vervollständigen

Die nach einem Suizid üblichen kriminalpolizeilichen Ermittlungen sind weniger auf fehlerhaftes therapeutisches Handeln bezogen, sondern dienen vor allem dazu, Fremdeinwirkungen (i. S. eines Tötungsdelikts) auszuschließen. Eine Akte wird daher nur in Ausnahmefällen eingesehen. Nichtsdestotrotz sollte die Akte sorgfältig abgeschlossen werden (inkl. einer Dokumentation über das Folgegespräch mit Angehörigen und die Supervision im Nachgang des Suizids) und es sollten keine nachträglichen Veränderungen der Akte vorgenommen werden.

(4) Beileidsbekundung

Die Teilnahme an Trauerfeierlichkeiten für bzw. der Beisetzung des/der Suizidant*in stellt eine Möglichkeit dar, Abschied zu nehmen und das Geschehene emotional zu bewältigen. Die Angehörigen sollten jedoch vorab gefragt werden, ob eine Teilnahme möglicherweise nicht erwünscht ist. Eine schriftliche Beileidsbekundung sollte in jedem Fall erfolgen.

Notfalladressen

Notruf: 112
Rufen Sie hier an, wenn Sie im Augenblick keine Garantie mehr für Ihr Leben übernehmen können oder wenn Sie sich in der großen Gefahr befinden, zu sterben.

Ärztlicher Bereitschaftsdienst: 116 117
Der ärztliche Bereitschaftsdienst ist grundsätzlich außerhalb der regulären Sprechzeiten der niedergelassenen Ärzt*innen im Einsatz vor allem in den Abend- und Nachstunden, am Wochenende und an Feiertagen.

Notaufnahme eines psychiatrischen Krankenhauses
Psychiatrische Kliniken sind rund um die Uhr besetzt und können Sie im Notfall aufnehmen und versorgen. Fahren Sie im Notfall direkt dorthin bzw. lassen Sie sich hinbringen.

Sozialpsychiatrische Dienste (SPD)
Gibt es in sämtlichen Städten und Kommunen in Deutschland. Aufgabe des SPD ist die Beratung und (Krisen-)Hilfe bei psychischen Erkrankungen. Es gibt keine einheitliche Kontaktmöglichkeit der sozialpsychiatrischen Dienste. Leicht lässt sich der zuständige Dienst aber über das Internet ermitteln.

Telefonseelsorge (www.telefonseelsorge.de; 0800/111 0 111 und 0800/111 0 222)
Bietet anonyme Telefon- und Onlineberatung. Rund um die Uhr können Sie mit Menschen sprechen, die im Umgang mit Krisen geschult und geübt sind.

INFO 49 • P

Apps, Internetseiten und Selbsthilfebücher

Apps

Krisen-Kompass, Safety Plan (englisch), StayAlive (englisch), ReMinder (englisch), Suicide Prevention App (englisch)

Internetseiten

Informationen
www.frnd.de
www.suizidprophylaxe.de
www.deutsche-depressionshilfe.de
www.gesundheit.gv.at
www.suizidpraevention-zh.ch
www.feel-ok.ch
https://zerosuicide.edc.org (englisch)
https://cams-care.com (englisch)

Interventionen
www.u25-deutschland.de
www.telefonseelsorge.de
www.8leben.psychenet.de

Suizidhinterbliebene
www.agus-selbsthilfe.de
www.hilfe-nach-suizid.de

Justizvollzug
www.bag-suizidpraevention.de

YouTube-Kanäle
Frnd. Freunde fürs Leben e. V.
[U25]:peerTV

Selbsthilfebücher

- Leutgeb u. a. (2019). Kinder und Jugendliche in suizidalen Krisen: Wie Eltern helfen können – ein Ratgeber. Göttingen: Hogrefe.
- Teismann, T. & Dorrmann, W. (2015). Suizidgefahr? Ein Ratgeber für Betroffene und Angehörige. Göttingen: Hogrefe.
- Wewetzer, Ch. & Quaschner, K. (2019). Ratgeber Suizidalität: Informationen für Betroffene, Eltern, Lehrer und Erzieher. Göttingen: Hogrefe.

Literatur

Andriessen, K., Krysinska, K. & Grad, O. T. (Eds.). (2017). Postvention in action: The international handbook of suicide bereavement support. Göttingen: Hogrefe.

Beaulieu, D. (2013). Impact-Techniken für die Psychotherapie. Heidelberg: Carl Auer.

Belsher, B. E., Smolenski, D. J., Prutt, L. D., Bush, N. E., Beech, E. H. u. a. (2019). Prediction models for suicide attempts and deaths. A systematic review and simulation. JAMA Psychiatry, 76, 642–651.

Bernal, M., Haro, J. M., Bernert, S., Brugha, T., de Graaf, R., Bruffaerts, R., Lépine, J. P., de Girolamo, G., Vilagut, G., Gasquet, I., Torres, J. V., Kovess, V., Heider, D., Neeleman, J., Kessler, R. & Alonso, J. (2007). Risk factors for suicidality in Europe: Results from the ESEMED study. Journal of Affective Disorders, 101, 27–34.

Bohus, M. & Wolf, M. (2018). Interaktives Skillstraining für Borderlinepatienten. Stuttgart: Schattauer.

Brakemeier, E. L., Guhn, A. & Normann, C. (2021). Praxisbuch CBASP (2. Aufl.). Weinheim: Beltz.

Britton, P., Patrick, H., Wenzel, A. & Williams, G. (2011). Integrating motivational interviewing and self-determination theory with cognitive behavioral therapy to prevent suicide. Cognitive and Behavioral Practice, 18, 16–27.

Britton, P. C. & Bryan, C. J. (2016). Motivational Interviewing for means restriction counseling with patients at risk for suicide. Cognitive and Behavioral Practice, 23, 51–61.

Britton, P. C., Conner, K. R., Chapman, B. P. & Maisto, S. A. (2020). Motivational Interviewing to address suicide ideation: A randomized controlled trial. Suicide and Life-Threatening Behavior, 50, 233–248.

Bryan, C. J., Stone, S. L. & Rudd, M. D. (2011). A practical, evidence-based approach for means-restriction counseling with suicidal patients. Professional Psychology, 42, 339–346.

Bryan, C. J., Rudd, M. D., Wertenberger, E., Etienne, N., Ray-Sannerud, B. N., Morrow, C. E. et al. (2014). Improving the detection and prediction of suicidal behavior among military personnel by measuring suicidal beliefs: An evaluation of the Suicide Cognitions Scale. Journal of Affective Disorders, 159, 15–22.

Bryan, C. J., Mintz, J., Clemans, T. A., Leeson, B., Burch, T. S., Williams, S. R., Maney, E. & Rudd, M. D. (2017). Effect of crisis response planning vs. contract for safety on suicide risk in U. S. army soldiers. Journal of Affective Disorders, 212, 64–72.

Bryan, C. J. & Rudd, M. D. (2018). Brief cognitive-behavioral therapy for suicide prevention. New York: Guilford Press.

Calati, R. & Courtet, P. (2016). Is psychotherapy effective for reducing suicide attempt and nonsuicidal self-injury rates? Meta-analysis and meta-regression of literature data. Journal of Psychiatric Research, 79, 8–20.

Carter, G., Milner, A., McGill, K., Pirkis, J., Kapur, N. et al. (2017). Predicting suicidal behaviours using clinical instruments. British Journal of Psychiatry, 210, 387–395.

Cassidy, R. M., Yang, F., Kapczinski, F. & Passos, I. C. (2018). Risk Factors for Suicidality in Patients with Schizophrenia: A systematic review, meta-analysis, and meta-regression of 96 Studies. Schizophrenia Bulletin, 44(4), 787–797.

Celano, C. M., Beale, E. E., Mastromauro, C. A., Stewart, J. G., Millstein, R. A., Auerbach, R. P., Bedoya, C. A. & Huffman, J. C. (2017). Psychological interventions to reduce suicidality in high-risk patients with major depression: A randomized controlled trial. Psychological medicine, 47(5), 810–821.

Cerel, J., Brown, M. M., Maple, M., Singleton, M., van de Venne, J., Moore, M. et al. (2019). How many people are exposed to suicide? Not six. Suicide and Life-Threatening Behavior, 49(2), 529–534.

Chemtob, C. M., Hamada, R. S., Bauer, G., Kinney, B. & Torigoe, R. Y. (1988a). Patients' suicides: Frequency and impact on psychiatrists. American Journal of Psychotherapy, 145, 224–228.

Chemtob, C. M., Hamada, R. S., Bauer, G. et al. (1988b). Patients' suicides: Frequency and impact on psychologists. Professional Psychology, 19, 416–420.

Chmielewski, F. & Hanning, S. (2021). Therapie-Tools Selbstwert. Weinheim: Beltz.

Chu, C., Klein, K. M., Buchman-Schmitt, J. M., Hom, M. A., Hagan, C. R. et al. (2015). Routinized assessment of suicide risk in clinical practice: An empirically informed update. Journal of Clinical Psychology, 71, 1186–1200.

Chu, C., Orden, K. A. Van, Ribeiro, J. & Joiner, T. E. (2017a). Does the timing of suicide risk assessments influence ratings of risk severity. Professional Psychology, 48, 107–114.

Chu, C., Buchman-Schmitt, J. M., Stanley, I. C. H., Hom, M. A., Tucker, R. P., Hagan, C. R., Rogers, M. L., Podlogar, M. C., Chiurliza, B., Ringer, F. B., Michaels, M. S., Patros, C. H. G. & Joiner, T. E. (2017b). The interpersonal theory of suicide. A systematic review and meta-analysis of a decade of cross-national research. Psychological Bulletin, 143, 1313–1345.

Claus, C. & Teismann, T. (2021). Akut suizidal-affektive Störung: ein systematisches Review. Verhaltenstherapie. URL: doi.org/10.1159/000511922

Conrad, K., Teismann, T., Rath, D. & Forkmann, T. (2021). Ängste im Umgang mit suizidalen Patient*innen: Eine vergleichende Untersuchung von approbierten Psychotherapeut*innen und

Psychotherapeut*innen in Ausbildung. Psychotherapie, Psychosomatik und medizinische Psychologie, 71, 9–17.
Conwell, Y., Duberstein, P.R. & Caine, E.D. (2002). Risk factors for suicide in later life. Biological Psychiatry, 52, 193–204.
Cuijpers, P., de Beurs, D. P., van Spijker, B. A., Berking, M., Andersson, G. & Kerkhof, A. J. (2013). The effects of psychotherapy for adult depression on suicidality and hopelessness: a systematic review and meta-analysis. Journal of Affective Disorders, 144, 183-190.
Cwik, J.C., Siegmann, P., Willutzki, U., Nyhuis, P., Wolter, M., Forkmann, T., Glaesmer, H. & Teismann, T. (2017). Brief Reasons for Living Inventory: A psychometric investigation. BMC Psychiatry, 17, 358.
Cwik, J.C. & Teismann, T. (2017). Misclassification of self-directed violence. Clinical Psychology and Psychotherapy, 24, 677–686.
DeCou C.R. & Schumann, M.E. (2018). On the iatrogenic risk of assessing suicidality. A meta-analysis. Suicide and Life-Threatening Behavior, 48, 531–543.
DeCou, C.R., Comtois, K.A. & Landes, S.J. (2019). Dialectical behavior therapy is effective for the treatment of suicidal behavior: a meta-analysis. Behavior Therapy, 50, 60–72.
Deisenhammer, E.A., Kuen, D., Ing, C.M., Kemmler, G., Defranceso, M., von Gleissenthal, G. & Weiss, E.M. (2016). Stability in the choice of method during the period preceding a suicide attempt in attempt repeaters. European Journal of Psychiatry, 30, 205–217.
Dorrmann, W. (2005). Pro und Contra von Verträgen bei Patienten in akuten suizidalen Krisen Verhaltenstherapie, 15, 39–46.
Dorrmann, W. (2018). Suizid: Therapeutische Interventionen bei Selbsttötungsabsichten. Stuttgart: Klett-Cotta.
Dunster-Page, C., Haddock, G., Wainwright, L. & Berry, K. (2017). The relationship between therapeutic alliance and patient`s suicidal thoughts, self-harming behaviours and suicide attempts: a systematic review. Journal of Affective Disorders, 223, 165–174.
Eisenwort, B., Berzlanovich, A. & Heinrich, M. (2007). Suizidologie: Abschiedsbriefe und ihre Themen. Nervenarzt, 78, 672–678.
Ellis, T. & Newman, C.F. (1996). Choosing to live. Oakland: New Harbinger.
Erlangsen, A., Runeson, B., Bolton, J. M., Wilcox, H. C., Forman, J. L., Krogh, J. et al. (2017). Association between spousal suicide and mental, physical, and social health outcomes: A longitudinal and nationwide register-based study. JAMA Psychiatry, 74, 456–464.
Fazel, S., Cartwright, J., Norman-Nott, A. & Hawton, K. (2008). Suicide in prisoners: A systematic review of risk factors. The Journal of Clinical Psychiatry, 69(11), 1721–1731.
Fischer, G., Ameis, N., Parzer, P., Plener, P.L., Groschwitz, R. et al. (2014). The German version of the self-injurious thoughts and behaviors interview (SITBI-G). A tool to assess non-suicidal self-injury and suicidal behavior disorder. BMC Psychiatry, 14, 265.
Flückiger, C. & Wüsten, G. (2012). Ressourcenaktivierung. Bern: Huber.
Forkmann, T. & Glaesmer, H. (2013). Interpersonal Needs Questionnaire. www.psychometrikon.de.
Forkmann, T., Brähler, E., Gauggel, S. & Glaesmer, H. (2012). Prevalence of suicidal ideation and related risk factors in the German general population. Journal of Nervous and Mental Disease, 200, 401–405.
Forkmann, T., Teismann, T. & Glaesmer, H. (2015). Diagnostik von Suizidalität. Göttingen: Hogrefe.
Fox, K.R., Huang, X., Guzmán, E.M., Funsch, K.M., Cha, C.B., Ribeiro, J.D. & Franklin, J.C. (2020). Interventions for suicide and self-injury: A meta-analysis of randomized controlled trials across nearly 50 years of research. Psychological Bulletin, 146(12), 1117–1145.
Franklin, J.C., Ribeiro, J.D., Fox, K.R., Bentley, K.H., Kleiman, E.M., Huang, X., Musacchio, K.M., Jaroszewski, A.C., Chang, B.P. & Nock, M.K. (2017). Risk factors for suicidal thoughts and behaviors. Psychology Bulletin, 143, 187–232.
Freedenthal, S. (2017). Helping the suicidal person. London: Taylor & Francis.
Friedrich, S. & Teismann, T. (2022). Therapie-Tools Suizidalität und Krisenintervention im Kindes- und Jugendalter. Weinheim: Beltz.
Galynker, I. (2017). The suicidal crisis. New York, NY: Oxford University Press.
Glaesmer, H., Kapusta, N., Teismann, T., Wagner, B., Hallensleben, N., Spangenberg, L. & Forkmann, T. (2018). Psychometrische Eigenschaften der deutschen Version des Suicide Behaviors Questionnaire Revised (SBQ-R). Psychotherapie, Psychosomatik und medizinische Psychologie, 68, 346–353.
Gøtzsche, P.C. & Gøtzsche, P.K. (2017). Cognitive behavioural therapy halves the risk of repeated suicide attempts: Systematic review. Journal of the Royal Society of Medicine, 110(10), 404–410.
Gysin-Maillart, A. & Michel, K. (2013). Kurztherapie nach Suizidversuch. ASSIP – Attempted Suicide Short Intervention Program. Bern: Huber.
Hallensleben, N., Spangenberg, L., Forkmann, T., Rath, D., Hegerl, U. et al. (2018). Investigating the Dynamics of Suicidal Ideation. Crisis, 39(1), 65–69.
Harris, K.M., McLean, J.P., Sheffield, J. & Jobes, D. (2010). The internal suicide debate hypothesis: Exploring the life versus death struggle. Suicide and Life-Threatening Behavior, 40, 181–192.
Hawton, K., Witt, K.G., Taylor Salisbury, T.L., Arensman, E., Gunnell, D., Hazell, P., Townsend, E. & van Heeringen, K. (2016). Psychosocial interventions for self-harm in adults. Cochrane Database of Systematic Reviews, 5, No:CD012189.
Hinsch, R. & Pfingsten, U. (2015). Gruppentraining sozialer Kompetenzen (6. Aufl.). Weinheim: Beltz.
Hirsch, J.K., Chang, E. & Rabon, J.K. (2019). A positive psychological approach to suicide. New York: Springer.

Höller, I. & Forkmann, T. (2021). Brief Self-Report Measure of Agitation: A psychometric Investigation in a German Sample. Journal of Personality Assessment, 10, 1–24.
Höller, I., Teismann, T., Cwik, J.C., Glasemer, H., Spangenberg, L., Hallensleben, N., Paashaus, L., Rath, D., Schönfelder, A., Juckel, G. & Forkmann, T. (2020). Short Defeat and Entrapment Scale: A psychometric investigation in three German samples. Comprehensive Psychiatry, 98, 152–160.
Hom, M.A., Stanley, I.H., Duffy, M.E., Rogers, M.L., Hanson, J.E., Gutierrez, P.M. & Joiner, T.E. (2019). Investigating the reliability of suicide attempt history reporting across five measures: A study of US military service members at risk of suicide. Journal of Clinical Psychology, 75, 1332–1349.
Huang, X., Ribeiro, J.D. & Franklin, J.C. (2020). The Differences Between Suicide Ideators and Suicide Attempters: Simple, Complicated, or Complex? Journal of Consulting and Clinical Psychology, 88(6), 554–569.
Huffman, J.C., DuBois, C.M., Healy, B.C., Boehm, J.K., Kashdan, T.B., Celano, C.M., Denninger, J.W. & Lyubomirsky, S. (2014). Feasibility and utility of positive psychology exercises for suicidal inpatients. General Hospital Psychiatry, 36, 88–94.
Illes, F., Jendreyschak, J., Armgart, C. & Juckel, G. (2014). Suizide im beruflichen Kontext. Bewältigungsstrategien für Mitarbeiter im Gesundheitswesen und Rettungsdienst. Stuttgart: Schattauer.
Jacobs, D. & Brewer, M. (2004). APA practice guideline provides recommendations for assessing and treating patients with suicidal behaviors. Psychiatric Annals, 34, 373–380.
Johnson, J., Wood, A.M., Gooding, P., Taylor, P.J. & Tarrier, N. (2011). Resilience to suicidality: The buffering hypothesis. Clinical Psychology Review, 31, 563-591.
Joiner, T.E. (2005). Why people die by suicide. Cambridge, Mass.: Harvard University Press.
Joiner, T.E. (2014). The perversion of virtue. Oxford: Oxford University Press.
Joiner, T.E., Van Orden, K.A., Witte, T.K. & Rudd, M.D. (2009). The interpersonal theory of suicide: Guidance for working with suicidal Clients. Washington, DC: American Psychological Association.
Kahneman, D. (2012). Schnelles Denken, langsames Denken. München: Penguin.
Kelly, A.E. & Yip, J.J. (2006). Is Keeping a Secret or Being a Secretive Person Linked to Psychological Symptoms? Journal of Personality, 74, 1349–1369.
Klein, J.P., Backenstraß, M. & Schramm, E. (2018). Therapie-Tools CBASP. Weinheim: Beltz.
Kliem, S. & Brähler, E. (2015). Beck-Suizidgedanken-Skala (BSS). Frankfurt: Pearson Assessment.
Koban, C. & Teismann, T. (2017). Psychotherapie mit suizidalen Patienten: Verstehen und Verbessern der motivationalen Ausgangslage. Psychotherapie Aktuell, 9, 24–31.
Large, M., Kaneson, M., Myles, N., Myles, H., Gunaratne, P. & Ryan, C. (2016). Meta-analysis of longitudinal cohort studies of suicide risk assessment among psychiatric patients. Heterogenity in results and lack of improvement over time. PLOS One, 11, e0156322.
Lorenzen, T. & Bschor, T. (2021). Medikamentöse Behandlung von suizidalem Erleben und Verhalten. In T. Teismann, T. Forkmann & H. Glaesmer (Hrsg.), Suizidales Erleben und Verhalten. Ein Handbuch (S. 174–187). Köln: Psychiatrie-Verlag.
Ludwig, J., Liebherz, S., Dreier, M., Härter, M. & von dem Knesebeck, O. (2020). Die Stigma of Suicide Scale: psychometrische Überprüfung der deutschen Kurzversion (SOSS-SF-D). Psychiatrische Praxis, 47, 433-439.
Lukat, J., Becker, E.S., Lavallee, K.L., van der Veld, W.M. & Margraf, J. (2017). Predictors of incidence, remission and relapse of axis I mental disorders in young women: A transdiagnostic approach. Clinical Psychology & Psychotherapy, 24, 322–331.
Lyubomirsky, S. (2008). Glücklich sein. Frankfurt: Campus.
Marzano, L., Mackenzie, J.M., Kruger, I., Borrill, J. & Fields, B. (2019). Factors deterring and prompting the decision to attempt suicide on the railway networks: Findings from 353 online surveys and 34 semi-structured interviews. British Journal of Psychiatry, 6, 1–6.
May, A.M., Pachkowski, M.C. & Klonsky, E.D. (2020). Motivations for suicide: Converging evidence from clinical and community samples. Journal of Psychiatric Research, 123, 171–177.
McCabe, R., Sterno, I., Priebe, S., Barnes, R. & Byng, R. (2017). How do healthcare professionals interview patients to assess suicide risk? BMC Psychiatry, 17(1), 122.
Michalak, J., Heidenreich, T. & Williams, J.M.G. (2012). Achtsamkeit. Göttingen: Hogrefe.
Milner, A.J., Carter, G., Pirkis, J., Robinson, J. & Spittal, M.J. (2015). Letters, green cards, telephone calls and postcards: systematic and meta-analytic review of brief contact interventions for reducing self-harm, suicide attempts and suicide. British Journal of Psychiatry, 206, 184–190.
Milner, A.J., Lee, M.D. & Nock, M.K. (2017). Describing and measuring the pathway to suicide attempts: A preliminary study. Suicide and Life-Threatening Behavior, 47, 353–369.
Meerwijk, E.L., Parekh, A., Oquendo, M.A., Allen, I.E., Franck, L.S. & Lee, K.A. (2016). Direct and indirect psychosocial and behavioral interventions to prevent suicide and suicide attempt: A systematic review and meta-analysis. Lancet Psychiatry, 3, 544–554.
Molina, N., Viola, M., Rogers, M., Ouyang, D., Gang, J., Derry, H. et al. (2019). Suicidal ideation in bereavement: A systematic review. Behavioral Sciences, 9(5), 53.
Motto, J. & Bostrom, A. (2001). A randomized controlled trial of postcrisis suicide prevention. Psychiatric Services, 52, 828–833.

Nock, M. K., Borges, G. & Ono, Y. (2012). Suicide. Global perspectives from the WHO World Mental Health Survey. Cambridge: Cambridge University Press.

O'Connor, R. C. & Kirtley, O. (2018). The integrated motivational-volitional model of suicidal behaviour. Philosophical Transactions Of The Royal Society B-Biological Sciences, 373, 1754.

Omer, H. & Elitzur, A. (2003). Wie spricht man mit dem »Menschen auf dem Dach?« Psychotherapie im Dialog, 4, 354–359.

Oquendo, M. A., Barrera, A., Ellis, S. P., Li, S., Burke, A. K., Grunebaum, M. et al. (2004). Instability of symptoms in recurrent major depression: A prospective study. American Journal of Psychiatry, 161, 255–261.

Otte, S., Lutz, M., Streb, J., Cohen, L. J., Galynker, I., Dudeck, M. & Büsselmann, M. (2020). Analyzing suicidality in German forensic patients by means of the German version of the suicide crisis inventory (SCI-G). The Journal of Forensic Psychiatry & Psychology, 31(5), 731–746.

Posner, K., Oquendo, M., Gould, M., Stanley, B. & Davies, M. (2007). Columbia classification algorithm of suicide assessment (C-CASA): Classification of suicidal events in the FDA's pediatric suicidal risk analysis of antidepressants. American Journal of Psychiatry, 164, 1035–1043.

Posner, K., Brodsky, B., Yershova, K., Buchanan, J. & Mann, J. (2014). The classification of suicidal behavior. In M. Nock (Ed.), The Oxford handbook of suicide and self-injury (pp. 7–22). Oxford: Oxford University Press.

Przyrembel, M., Jonas, K. J. & Knaevelsrud, C. (2011). Todesnachrichten übermitteln. Weinheim: Beltz.

Qin, P. & Nordentoft, M. (2005). Suicide risk in relation to psychiatric hospitalization: Evidence based on longitudinal registers. Archives of General Psychiatry, 62, 427–432.

Rhee, Y., Houttekier, D., MacLeod, R. et al. (2016). International comparison of death place for suicide. A population-level eight country death certificate study. Social Psychiatry and Psychiatric Epidemiology, 51, 101–106.

Roeder, K. M. & Cole, D. A. (2019). Simultaneous Longitudinal Examination of Hopelessness, Thwarted Belongingness, and Perceived Burdensomeness as Predictors of Suicide Ideation. Suicide & Life-Threatening Behavior, 49, 1058–1071.

Rogers, M. L., Chu, C., Joiner, T. E. (2019). The necessity, validity, and clinical utility of a new diagnostic entity: Acute suicidal affective disturbance. Journal of Clinical Psychology, 6, 999–1010.

Rudd, M. D. (2006). Fluid vulnerability theory: A cognitive approach to understanding the process of acute and chronic suicide risk. In T. E. Ellis & Thomas E. (Ed), Cognition and suicide: Theory, research, and therapy (pp. 355-368). Washington: American Psychological Association.

Rudd, M. D., Joiner, T. & Rajab, M. (2001). Treating suicidal behavior: An effective time limited approach. New York: Guilford Press.

Rudd, M. D., Brown, G. K., Jobes, D. A., Joiner, T., Cukrowicz, K. & Silverman, M. (2009). Informed consent with suicidal patients: Rethinking risks in (and out of) treatment. Psychotherapy: Theory, Research, Practice, Training, 46, 459–468.

Rudd, M. D., Mandrusiak, M. & Joiner, T. E. (2006). The case against no-suicide contracts: The commitment to treatment statement as a practice alternative. Journal of Clinical Psychology, 62, 243–251.

Shea, S. (2011). The practical art of suicide assessment. New York, N.Y: Wiley.

Spangenberg, L., Glaesmer, H., Hallensleben, N., Schönfelder, A., Rath, D., Forkmann, T. & Teismann, T. (2019). Psychometric properties of the German version of the Suicide Cognitions Scale in two clinical samples. Psychiatry Research, 274, 254–262.

Stanley, B. & Brown, G. K. (2012). Safety planning intervention: A brief intervention to mitigate suicide risk. Cognitive and Behavioral Practice, 19, 256–264.

Stanley, I. H., Hom, M. A., Rogers, M. L., Anestis, M. D. & Joiner, T. E. (2017). Discussing Firearm Ownership and Access as Part of Suicide Risk Assessment and Prevention: »Means Safety« versus »Means Restriction«. Archives of Suicide Research, 21, 237–253.

Stanley, B., Brown, G. K., Brenner, L. A., Galfalvy, H. C., Currier, G. W., Knox, K. L., Chaudhury, S. R., Bush, A. L. & Green, K. L. (2018). Comparison of the safety planning intervention with follow-up vs. usual care of suicidal patients treated in the emergency department. JAMA Psychiatry, 75, 894–900.

Stanley, I. H., Hom, M. A., Sachs-Ericsson, N. J., Gallyer, A. J. & Joiner, T. E. (2020). A pilot randomized clinical trial of a lethal means safety intervention for young adults with firearm familiarity at risk for suicide. Journal of Consulting and Clinical Psychology, 88, 372–383.

Stangier, U., Clark, D. M., Ginzburg, D. M. & Ehlers, A. (2016). Soziale Angststörung. Göttingen: Hogrefe.

Statistisches Bundesamt (2021). Todesursachenstatistik. www.destatis.de

Teismann, T. & Dorrmann, W. (2015). Suizidgefahr? Ein Ratgeber für Betroffene und Angehörige. Göttingen: Hogrefe.

Teismann, T. & Gysin-Maillart, A. (2019). Krisenintervention und Suizidalität. Beltz Video-Learning (DVD). Weinheim: Beltz.

Teismann, T. & Willutzki, U. (2020). Ressourcenorientierung im Umgang mit suizidalen Patient*innen. Psychotherapie Aktuell, 2, 38–44.

Teismann, T. & Dorrmann, W. (2021). Suizidalität. Göttingen: Hogrefe.

Teismann, T. & Glasow, N. (2021). Means Restriction. In T. Teismann, T. Forkmann & H. Glaesmer (Hrsg.), Suizidales Erleben und Verhalten. Ein Handbuch (S. 115–135). Köln: Psychiatrie-Verlag.

Teismann, T. & Friedrich, S. (2021). Risikoabschätzung und Diagnostik. In T. Teismann, T. Forkmann & H. Glaesmer (Hrsg.), Suizidales Erleben und Verhalten. Ein Handbuch (S. 115–135). Köln: Psychiatrie-Verlag.

Teismann, T., Forkmann, T. & Glaesmer, H. (2016a). Erhebungsbogen Suizide in Familie und Umfeld. Unveröffentlichtes Manuskript. Ruhr-Universität Bochum.

Teismann, T., Forkmann, T., Glaesmer, H., Egeri, L. & Margraf, J. (2016b). Remission of suicidal thoughts: Findings from a longitudinal epidemiological study. Journal of Affective Disorders, 190, 723–725.

Teismann, T., Koban, C., Illes, F. & Oermann, A. (2016c). Psychotherapie suizidaler Patienten. Göttingen: Hogrefe.

Teismann, T., Forkmann, T. & Glaesmer, H. (2017). Skala Suizidales Erleben und Verhalten (SSEV). Unveröffentlichtes Manuskript. Ruhr-Universität Bochum.

Teismann, T., Forkmann, T. & Glaesmer, H. (2019). Risikoabschätzung bei suizidalen Patienten: Geht das überhaupt? Verhaltenstherapie, 29, 80–84.

Teismann, T., Forkmann, T. & Glaesmer, H. (Hrsg.). (2021a). Suizidales Erleben und Verhalten. Ein Handbuch. Köln: Psychiatrie-Verlag.

Teismann, T. Forkmann, T., Glaesmer, H., Juckel, G. & Cwik, J. C. (2021b). Skala Suizidales Erleben und Verhalten (SSEV): Faktorstruktur und psychometrische Eigenschaften. Diagnostica, 67, 115–125.

Van Orden, K. A., Witte, T. K., Cukrowicz, K. C., Braithwaite, S. R., Selby, E. A. & Joiner, T. E. (2010). The interpersonal theory of suicide. Psychological Review, 177, 575–600.

Vannoy, S. D. & Robins, L. S. (2011). Suicide-related discussions with depressed primary care patients in the USA: Gender and quality gaps. A mixed methods analysis. BMJ, 1, e000198.

Von Glischinski, M., Teismann, T., Prinz, S., Gebauer, J. & Hirschfeld, G. (2016). Depressive Symptom Inventory-Suicidality Subscale: Optimal cut points for clinical and non-clinical samples. Clinical Psychology and Psychotherapy, 23, 543–549.

Wachtel, S. & Teismann, T. (2015). German Capability for Suicide Questionnaire. www.psychometrikon.de

Wagner, B. (2019). Psychotherapie mit Trauernden. Weinheim: Beltz.

Wagner, B. (2021). Postvention – Hinterbliebene nach einem Suizid. In T. Teismann, T. Forkmann & H. Glaesmer (Hrsg.), Suizidales Erleben und Verhalten. Ein Handbuch (S. 234–252). Köln: Psychiatrie-Verlag.

Wenzel, A. & Beck, A. (2008). A cognitive model of suicidal behavior: Theory and treatment. Applied and Preventive Psychology, 12, 189–201.

Wenzel, A., Brown, G. & Beck, A. T. (2009). Cognitive therapy for suicidal patients: scientific and clinical applications. Washington, D.C, London: American Psychological Association.

WHO (2014). Preventing suicide. A global imperative. Genf: WHO Press.

Wilken, B. (2018). Methoden der kognitiven Umstrukturierung. Stuttgart: Kohlhammer.

Williams, J. M. G., Crane, C., Barnhofer, T., Van der Does, A. J. W. & Segal, Z. V. (2006). Recurrence of suicidal ideation across depressive episodes. Journal of Affective Disorders, 91, 189–194.

Williams, J. M.G., Fennell, M., Barnhofer, T., Crane, R. & Silverton, S. (2017). Mindfulness-based cognitive therapy with people at risk of suicide. New York: Guilford Press.

Willutzki, U. & Teismann, T. (2013). Ressourcenorientierung in der Psychotherapie. Göttingen: Hogrefe.

Wolfersdorf, M. (2000). Der suizidale Patient in Klinik und Praxis. Suizidalität und Suizidprävention. Stuttgart: Wiss. Verlagsgesellschaft.

Woodford, R., Spittal, M. J., Milner, A. McGill, K., Kapur, N. et al. (2019). Accuracy of clinician predictions of future self-harm. A systematic review and meta-analysis of predictive studies. Suicide and Life-Threatening Behavior, 49, 23–40.